足ケア&マッサージ

フィトセラピーによる効果的な足ケアでカラダを改善！

ソフィアフィトセラピーカレッジ
池田明子
佐佐木景子

評言社

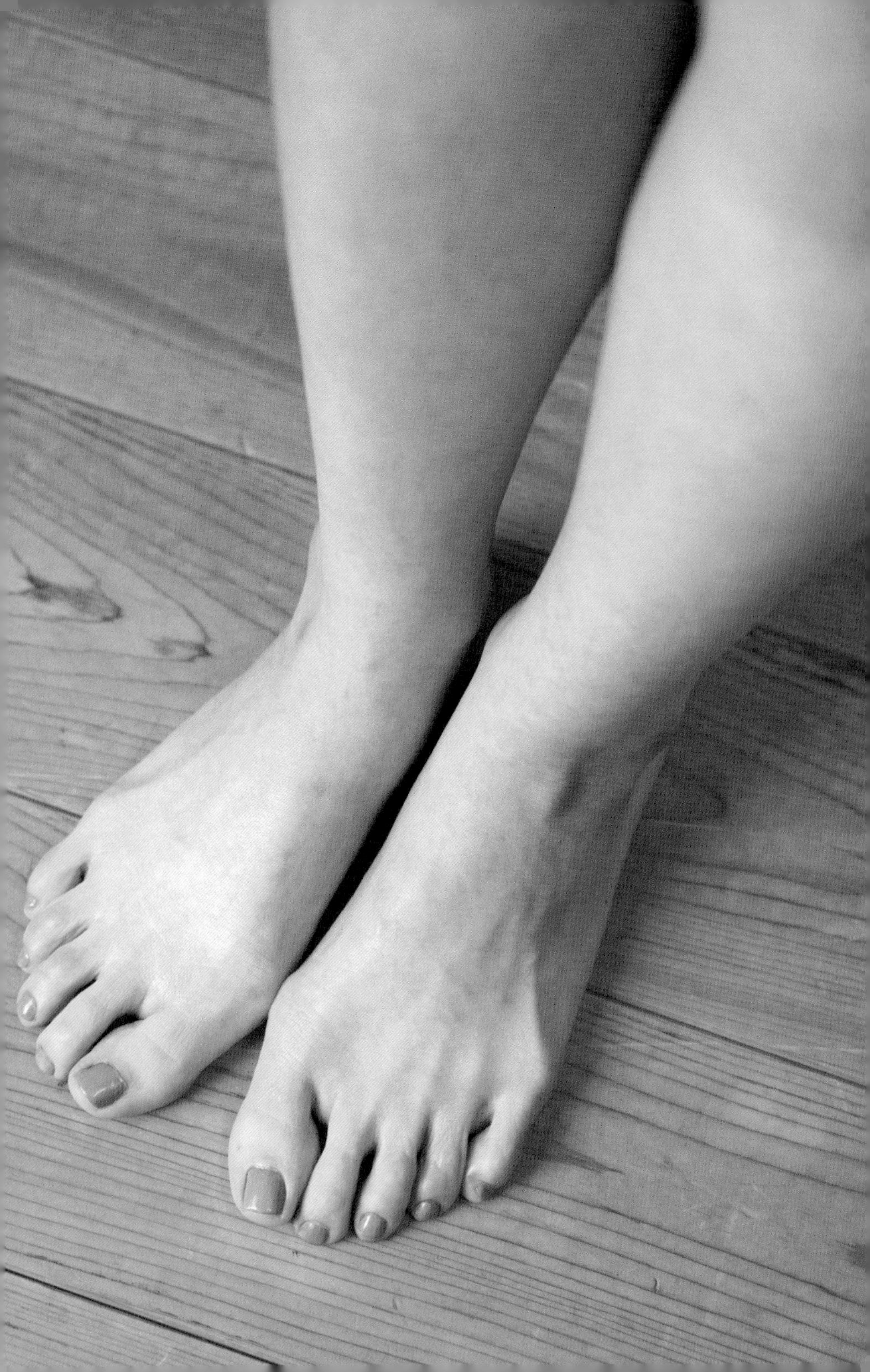

イキイキと
すこやかでいたいから
「足ケア」

私たちにとって、「足は体を支えてくれているかけがえのない存在」なのに、それを普段意識することは少ないのではないでしょうか。むしろなにげなく動かしすぎてしまい、足を酷使することになっているかもしれません。

足は、体の状態をあらわす〝映し鏡〟でもあります。

いつまでも元気でいたい。
いつまでも自分の足で歩きたい。
そう思うならば、自分の足を見つめなおしてみませんか？
自分の足を意識して、大切にケアすることで、足と体は必ずこたえてくれます。

あなたと、あなたの大切な人の健康を守るために、今日から足ケアをはじめましょう！

ソフィアフィトセラピーカレッジ
池田　明子
佐佐木　景子

Contents

Part 1

Part 2

Part3

日々の暮らしの中での足ケア

Part4

症状別 不調を感じたときの足ツボ押し

Part 1

足ケアをはじめる前に

「足ケア」って何？
足ケアにはどんな効果があるの？
まずは足ケアについて、学んでいきましょう。

1

体の「映し鏡」である足をケア

足は、体の状態をあらわす縮図。足に意識を向けることで、体は変わっていきます。

日々酷使している足

毎日しっかりとお手入れしている顔と同じように、足も丁寧にケアをしているという人はどのくらいいるでしょうか？

道を歩いたり、あわてて走ったり、電車に飛び乗ったり、階段を上ったり下りたりなど、私たちは毎日なにげなく足を使い動かしています。ときにはヒールの靴を履いて、長時間立ち続けることもあるでしょう。

このように足をよく使っているのにもかかわらず「1日の間に足のことを一度も思い起こすことはなかった」という人がほとんどかもしれません。

体の状態は足にあらわれる

そんな自身の足に意識を向けてみましょう。足は、体全体の縮図といわれています。つまり、現在の体のコンディションが足にあらわれているのです。

たとえば、姿勢が悪いと背骨の状態をあらわす足の内側のラインがゆがんでしまったり、運動不足が続くと、ふくらはぎの筋肉が落ちてむくみが出やすくなったりします。

だからこそ、毎日少しでもいいので、そんな体の状態のバロメーターである足を観察する時間をつくってみてください。

そうすることで、足の表情にはそのときの健康状態がしっかりとあらわれていることに気づくはずです。

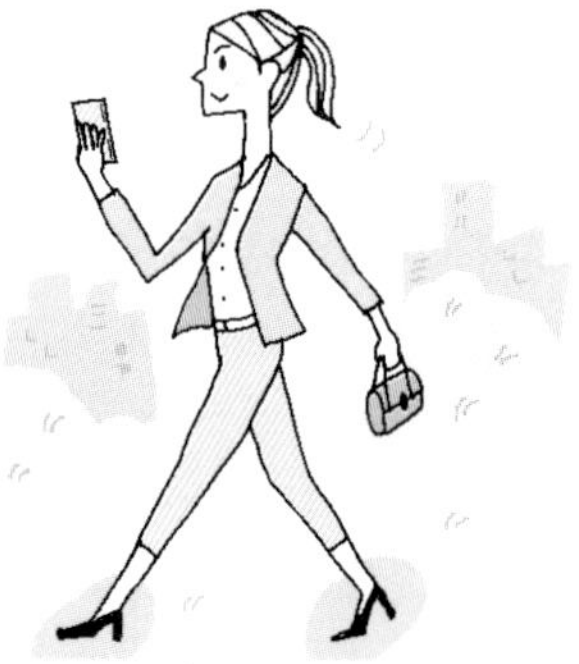

足を意識して健康を維持

足ケアで足に意識を向ける習慣をつければ、足と脳がつながり、より健康になろうとしはじめるため、体も変わっていきます。

理想的な足とは、細すぎず太すぎずほどよく筋肉と脂肪がついている足です。また、かたすぎずやわらかすぎない、カサつきのないうるおいのある足。そんな足をしている体は、きっと内側からすこやかであるはず。

それは、日々の足ケアでかなえられるのです。足ケアは、ただ足をメンテナンスするための方法ではありません。かけがえのない自分の体を健康にキープし、一生元気に過ごすための手段であり準備だと思ってください。

このような考え方は、「きくち体操」（P20参照）創始者の菊池和子先生の哲学も参考にしています。

人生のクオリティを左右する足

「今、足の小指がきちんと地面についている？」

歩くときのそんな小さな確認から、足は変わりはじめるのです。

「足腰が丈夫な人は長生き」といわれるように、足は私たちの人生のクオリティを左右する大切な部位です。

つまり、足が元気なら、あなた自身も元気なのです。

自分の足で一生歩きたい。そう願うならば、1日1回、足に意識を向けてみましょう。

さあ、いつも重い体を支えてくれている足、靴の中で窮屈な思いをしている足を解放しましょう。
そして、感謝の気持ちを込めて足ケアをはじめましょう。
足ケアは、あなたとあなたの大切な人の健康をサポートしてくれるはずです。

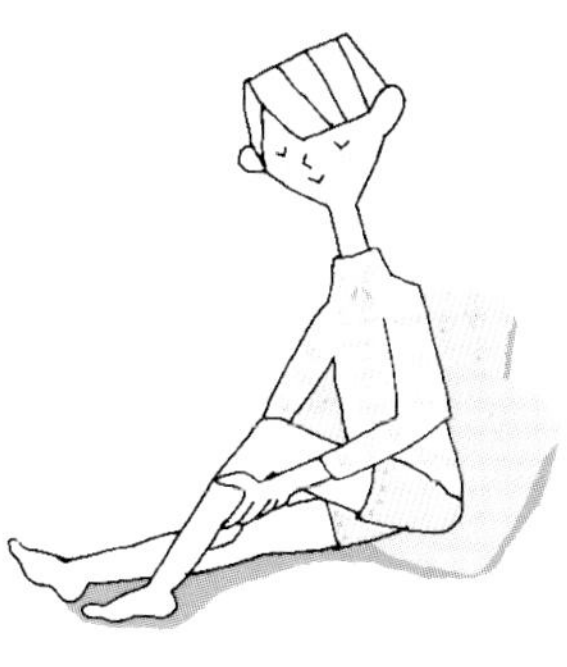

2 足の構造を知っておく

足の構造について知っておきましょう。足の骨や筋肉、関節のしくみを知ることで、足ケアへの理解が深まります。

1. ひざ関節

体の中でも大きな関節であるひざの関節は、太ももの大腿骨とすねの脛骨の継ぎ目にあたり、大腿骨にお皿のようにかぶさる膝蓋骨と呼ばれる骨も加え、大きく3つの骨から構成されています。

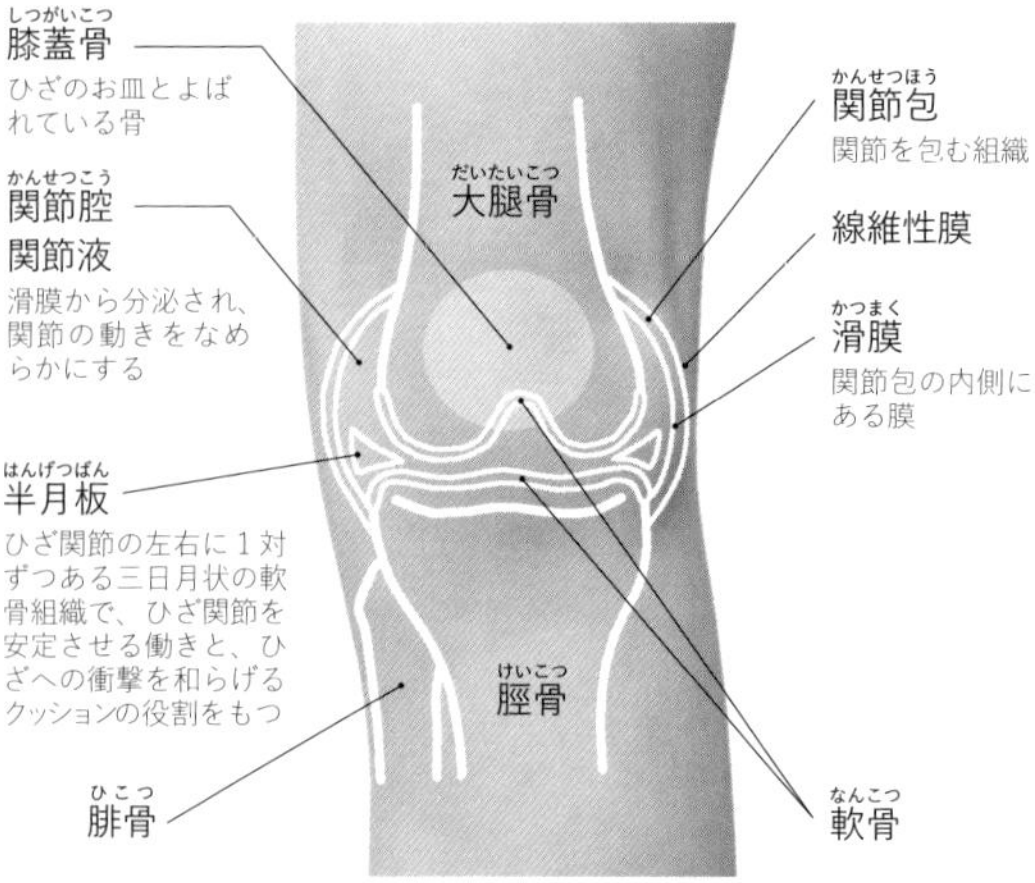
膝蓋骨《しつがいこつ》
ひざのお皿とよばれている骨
関節腔《かんせつこう》
関節液
滑膜から分泌され、関節の動きをなめらかにする
半月板《はんげつばん》
ひざ関節の左右に1対ずつある三日月状の軟骨組織で、ひざ関節を安定させる働きと、ひざへの衝撃を和らげるクッションの役割をもつ
腓骨《ひこつ》
大腿骨《だいたいこつ》
脛骨《けいこつ》
関節包《かんせつほう》
関節を包む組織
線維性膜
滑膜《かつまく》
関節包の内側にある膜
軟骨《なんこつ》

2. ひざ下

足のひざから下は、太い骨である脛骨とその外側にある細めの腓骨（上図参照）を中心とし、その周囲にあるいくつかの重要な筋肉、そして骨と筋肉をつなぐ腱などで構成されています。

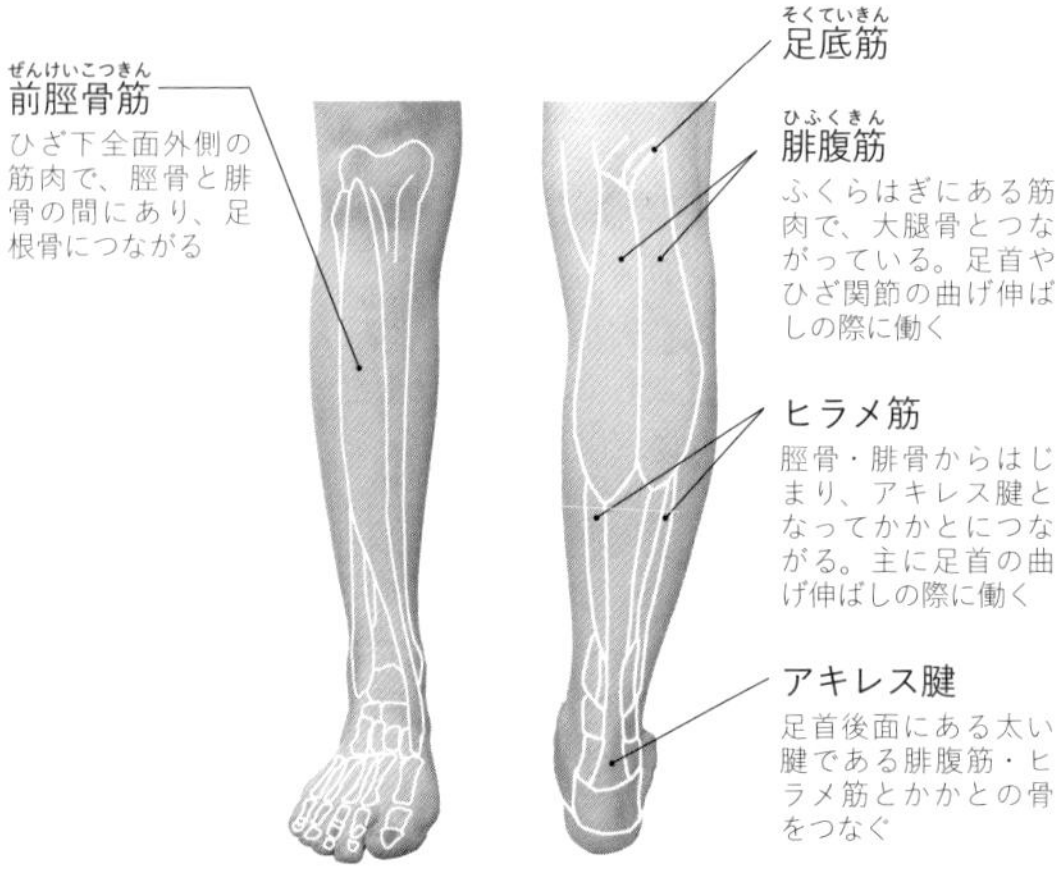
前脛骨筋《ぜんけいこつきん》
ひざ下全面外側の筋肉で、脛骨と腓骨の間にあり、足根骨につながる
足底筋《そくていきん》
腓腹筋《ひふくきん》
ふくらはぎにある筋肉で、大腿骨とつながっている。足首やひざ関節の曲げ伸ばしの際に働く
ヒラメ筋
脛骨・腓骨からはじまり、アキレス腱となってかかとにつながる。主に足首の曲げ伸ばしの際に働く
アキレス腱
足首後面にある太い腱である腓腹筋・ヒラメ筋とかかとの骨をつなぐ

3. 足指～かかと

全身にある約206本の骨の約4分の1が、この部分に集中しています。体を支えて、さまざまな動作を行うために、小さな骨が集まって足を構成しているのです。大きくは、「足根骨」「中足骨」「指骨（趾骨）」の3つのパートに分かれています。

横から見た骨

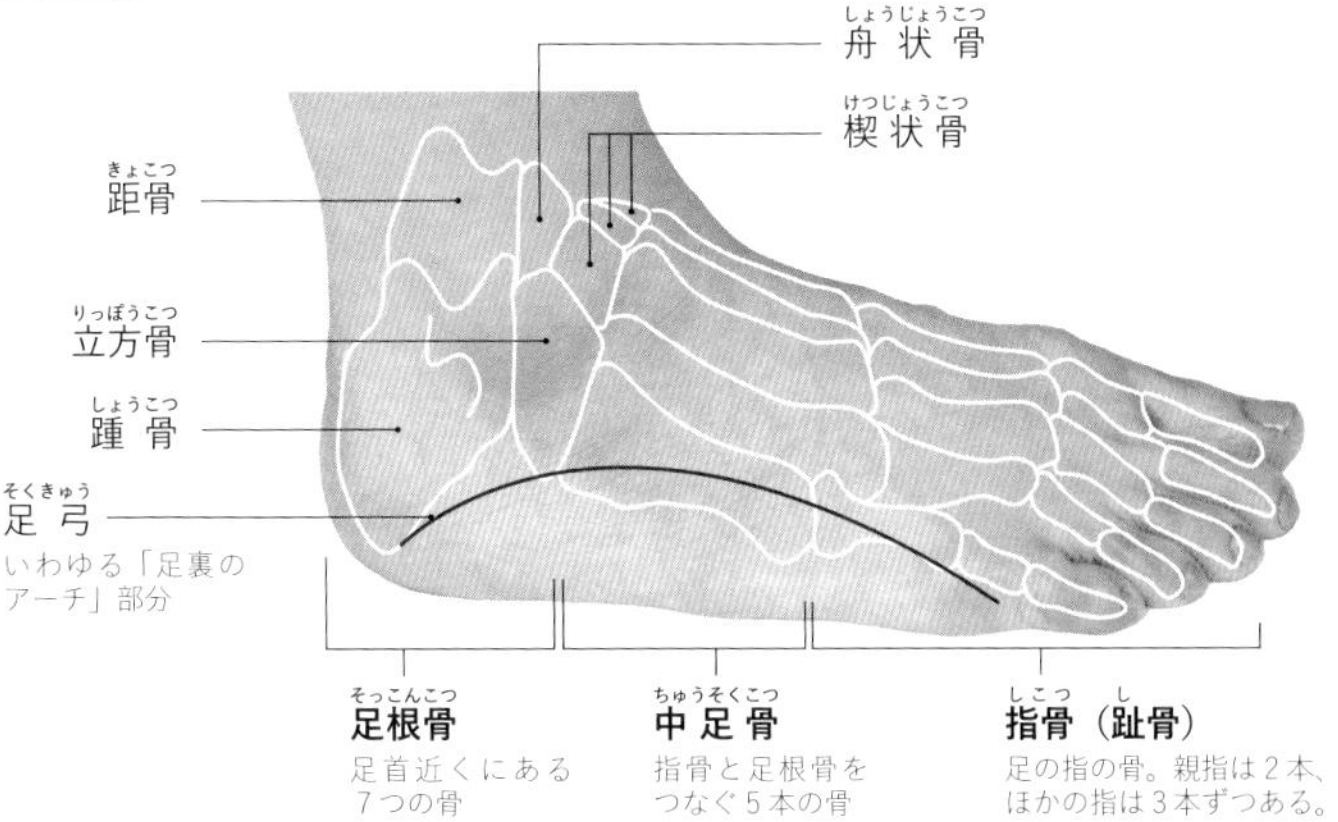

上から見た骨

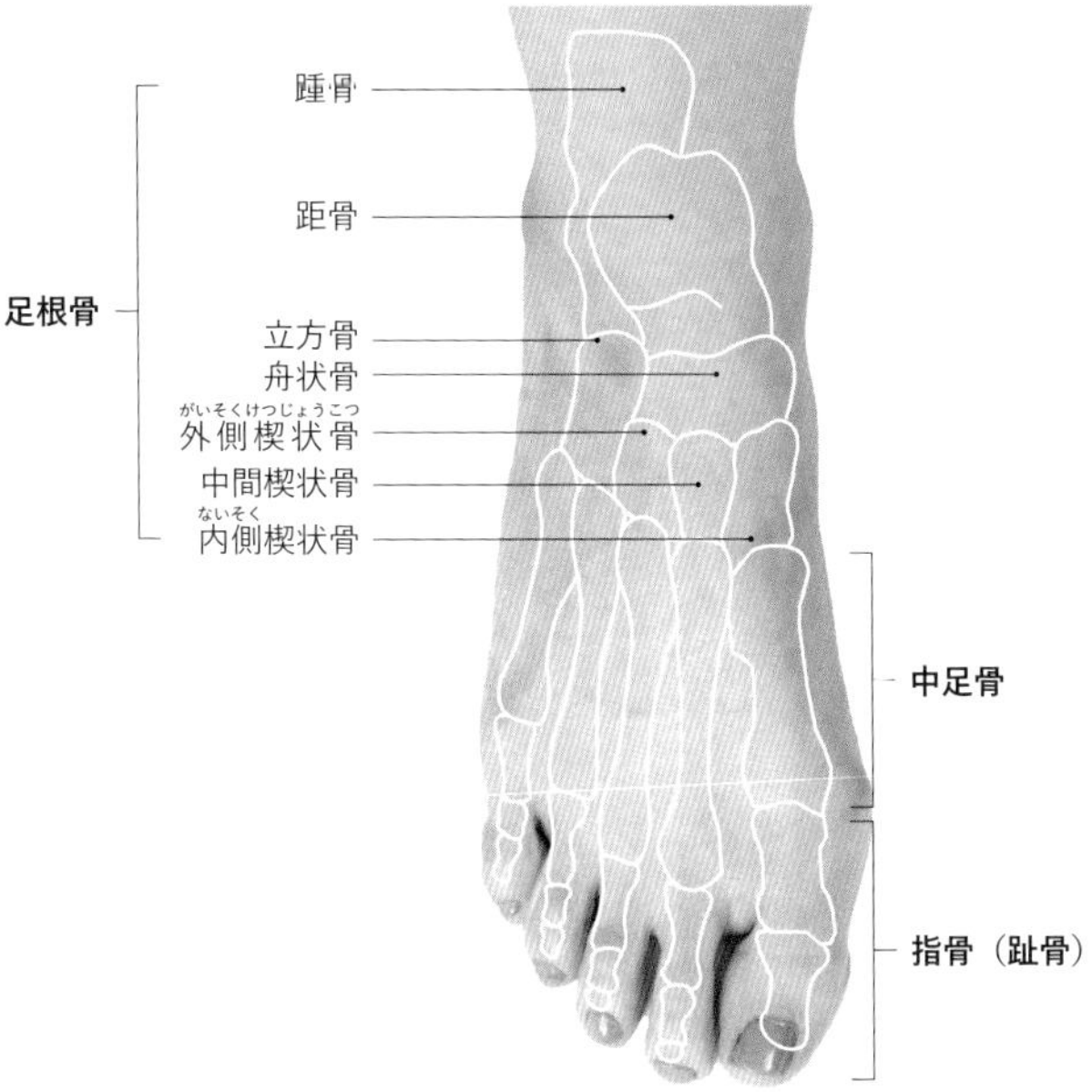

3 足ケア実践のための心構え

足ケアはいつ行うの？ オイルのありなしの違いは？ など、ケアの前に知っておきたいポイントをチェック。

足ケアを行うタイミングは？

朝・日中はリフレッシュのため、夜はリラックスのために

セルフで行う場合は、足をケアしたいと感じるときがベストのタイミングです。

朝、起きてすぐに行えば、体が目覚めてあたたまり、1日のはじまりのウォーミングアップに。仕事や勉強中の気分転換に行えば、リフレッシュして能率も上がるでしょう。

また、入浴後の血行がよくなったときにマッサージを行うと、より効果が感じられます。就寝前に、リラックスできる香りのオイルでマッサージを行うのも、眠りにつきやすくなるのでおすすめです。

基本的には、いつ行ってもかまいませんが、食後30分間は消化に影響するので、30分以上たってから行うようにしましょう。

生活のリズムに合わせて、自分にぴったりのタイミングを見つけてみてください。

オイルを使う？使わない？

手軽な「オイルなし」。じっくりケアしたいとき「オイルあり」が◎

セルフケア・人へ行うケアのいずれも、オイルを使わないケア・オイルを使ったケアの2種類があります。

手軽にリフレッシュしたいとき、疲れをさっと解消したいときは、オイルを使わないケアで手早く行いましょう。一方で、より本格的なマッサージ効果やリラックス効果が欲しいときは、オイルを使うケアがおすすめです。時間や場所、目的に合った使い分けをしてみましょう。

なお、セルフケアにかかる時間は、オイルあり/なしとも、5〜10分程度が目安。セルフで行う場合でも、テレビを見ながらなどの「ながら」ケアではなく、足ケアに意識を集中して行う方が効果もアップします。

人のケアの注意点は？

相手の心地よさ&リラックスを考えて行う

人にマッサージをする際に大切なことは、ケアを通して心身共にリラックスできる時間を提供すること。相手が心地いいと思う刺激を心がけて。回数や強さも、やりすぎはＮＧ！

もし、マッサージ中に足に違和感のある部位を感じたとしても、医療者が診断を行うときのような発言は控えましょう。マッサージを受けている人が不安になるような言葉は使わないようにしてください。思いやりの心を持ってケアに臨むことで、相手もあなたを心から信頼し、リラックスすることができるのです。

こんなときの足ケアは注意＆中断を

★注意が必要

行う前に、医師に相談しましょう。

- □ 心臓に疾患がある：急激に代謝を高めると危険なため
- □ 投薬治療を受けている：薬による
- □ 妊娠中：体調による
- □ 足に炎症または疾患がある：関節炎、骨粗鬆症など

★ケアは避ける

- □ 急性疾患：原因がはっきりしないと、血行促進などにより体の動きを高めていいかわからないため
- □ 発熱時：同上
- □ 妊娠初期、またはリスクを伴う妊娠中：注意が必要な時期のため
- □ 手術後：体の状態が安定していないため

4

足ケアは「足を知る」ことからはじまる

足ケアの前には必ず足の観察を。体の状態を確認してから、マッサージに臨みましょう。

観察ポイント1

あたたかさ・冷たさ

足を触ったときに感じる肌の温度には、血液の循環があらわれています。たとえば、末端まで酸素や栄養素が運ばれていないと、触ったときに冷たく感じます。マッサージであたためて適度な温度を保つよう心がけます。

一方で、ホルモンの影響や靴のサイズが合わずに炎症を起こしている場合は、あたたかすぎると感じます。どちらの場合も、そうなった原因を考え知ることも大切です。

観察ポイント2

色あい

肌の色あいには個人差があります。足の色もその人らしい色であれば問題ないのですが、違和感がある場合は要注意。

理想的な色は、地面に接する部分がピンク色で、土踏まずが白っぽくなっている状態です。

足の色からわかる体の不調につきましては、下の表をご覧ください。

足の色からわかる体の不調

- 白っぽい…気力の欠乏、貧血、低血圧
- 黄色っぽい…肉体疲労、消化器官の不調、がんばりすぎ
- 赤みがある…忙しい、イライラして怒りをためている、炭水化物・糖質のとりすぎ
- 紫がかっている…血液の循環が悪い、冷え、慢性疲労

観察ポイント3
うるおい・乾燥ぐあい

足の裏は皮脂腺がないため乾燥しやすい部位です。お手入れのしすぎや摩擦、ホルモンバランスの崩れからかかとやくるぶしに乾燥がみられます。

観察ポイント4
肌のかたさ・やわらかさ

足にふれて、肌がかたいと感じることはないでしょうか。

外的な刺激やターンオーバーの乱れから、皮膚がかたくなることがあります。

また、皮下に水がたまってやわらかくなっている場合は、代謝の悪さや、ストレスによる疲労が考えられます。

観察ポイント5
トラブルのある・なし

痛いと感じる靴擦れなどの負傷による腫れや傷、マメやタコだけではなく、水虫などにも注意を向けます。

炎症のある部分にはふれないようにしましょう。

観察ポイント6
骨の形

外反母趾《がいはんぼし》や偏平足《へんぺいそく》など、骨の形に異常がないかを観察します。

ゆがみがみられる場合は、靴が合っていない、姿勢が悪い、左右のバランスがくずれているなどさまざまな原因が考えられます。

観察ポイント7
弾力性

筋肉の弾力性は一般的に、年齢とともになくなっていきます。

ただし、年齢が若くても、他の部分と比べて弾力がなくなった部分があれば、体に不調があることが考えられます。

5　フィトセラピーによる効果的な足ケア

自然治癒力をサポートするフィトセラピーについて。
植物の力をプラスすると足ケアはもっと効果が上がります。

フィトセラピー（植物療法）とは

「フィト」とは古代ギリシャ語を語源とする植物全般をさす言葉で、ハーブ療法やアロマセラピー、森林療法など、植物を用いたさまざまな療法の総称を「フィトセラピー（植物療法）」といいます。

古くから人々は身近な植物を利用して健康を維持し、心身の不調を癒してきたという歴史があります。

大地に根を張り動かずに生きる植物は、外界の環境に適応し、また過酷な環境から身を守るために、多様な物質を作り出しています。それらはフィトケミカルと呼ばれ、フラボノイド、カロテノイド、精油成分のテルペノイドなどがあります。

近年の研究で、それらフィトケミカルは、私たちの健康維持に役立っていることがわかっています。

足ケアに植物の力を

足ケアに植物の力をとり入れましょう。

肌を保護・保湿する植物油に、精油を希釈して作る「アロマトリートメントオイル」（P18）には、鎮静・消炎・血行促進作用などの薬理作用があります。

足ケアによるマッサージとアロマトリートメントオイルの組み合わせは、相乗効果が期待できます。

精油にはたくさんの種類があり、その働きや香りはさまざまです。自分の好みの香りを見つけてみましょう。好みの香りは脳を心地よく刺激し、自律神経系などに働きかけ、さらにはむくみや冷えの解消も促進させてくれます。

「愛情ホルモン」を活性化

もともと出産や授乳時にかかわるホルモンとして知られているオキシトシンは、近年、人間関係を育み、親子間の愛着や信頼関係を築く作用にもかかわっていることが判明し、「愛情ホルモン」「絆ホルモン」とも呼ばれるようになりました。

また、脳内では神経伝達物質としても働き、ストレスホルモンの分泌を抑制するほか、精神の安定にかかわる「セロトニン神経」を活性化させるなど、抗うつ作用につながります。

加えて最近では、抗酸化や抗炎症作用があることや、体内の免疫機能を高めることもわかってきました。

そういったオキシトシンの活性化をはかるためにも、足ケアなどのマッサージやスキンシップはとても有効です。

やさしいタッチでストレス軽減

神経線維の中でも「C触覚線維」は、「1秒間に3～5㎝ほどのゆっくりとしたスピード」「ベルベットのようなやわらかさ」のタッチによってもっとも反応し、その反応は、脳に心地よさとして伝わります。

さらに、C触覚線維が活性化されると、ストレスが脳の視床下部へ到達する前にブロックされることもわかってきました。つまり、タッチ方法により、ストレス緩和に有効な神経線維として期待されています。

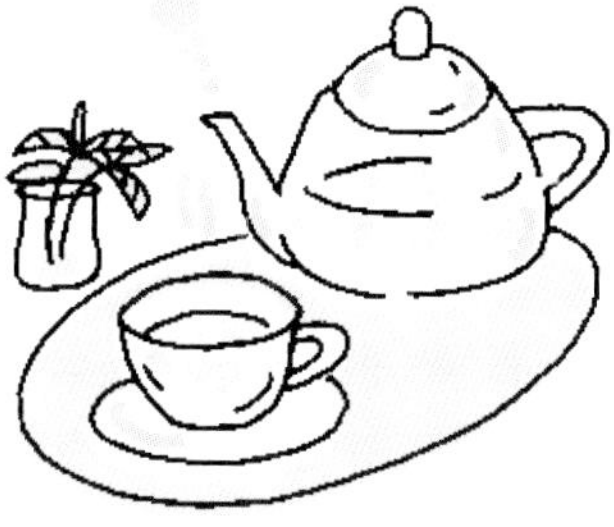

6 アロマトリートメントオイル

植物の恵みである精油を加えて、マッサージ用のオイルを作りましょう。
好きな香りに包まれてマッサージすれば、心も体もリラックス。

精油（エッセンシャルオイル）

精油とは、植物の花、葉、根、茎、樹皮、樹脂、種子、果皮などさまざまな部分から抽出された、100％天然の揮発性芳香物質です。

マッサージに使う精油は、おすすめのブレンド（P48／49）や精油図鑑（P74～）などを参考にしてください。

精油は、自分の症状に合わせて選ぶという方法もありますが、何より自分が心地よいと感じる香りをセレクトすることで、リラックス効果がアップします。

植物油

植物油は、精油を体内に運ぶ働きがあることから、「キャリアオイル（またはベースオイル）」とよばれています。下の３つは代表的な植物油です。食用ではなく、肌用の植物油を使用しましょう。
※肌が弱い方の場合は、精油を加えず、植物油だけを足ケアに使ってもOKです。

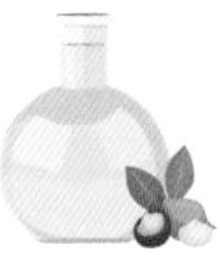

マカデミアナッツオイル
人間の皮脂に最も近い成分を含み、すべての肌質に合う植物オイル。
酸化しにくく、肌を若々しく保つ働きもある。

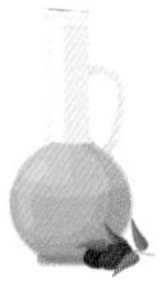

ホホバオイル
植物オイルの中でも油脂類ではなくロウ類に入るオイル。浸透性や保湿力に富み、皮膚を保護する働きがある。気温が低くなると、白く固まる性質がある。

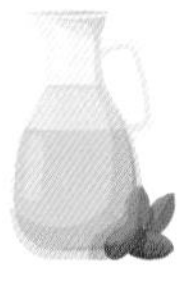

スイートアーモンドオイル
マッサージに適したオイル。保湿力に富み、肌にやさしいので、乳幼児にも安心して使える。紫外線から肌を守る作用がある。

アロマトリートメントオイルの作り方

植物油にお気に入りの精油を加えるだけで、簡単にマッサージ用のアロマトリートメントオイルができます。

用意するもの

- 植物油（キャリアオイル）―――――― 20㎖
- 精油（エッセンシャルオイル）―――― 3～4 滴
- 保存用遮光ボトル ―――――――― 1 本

1

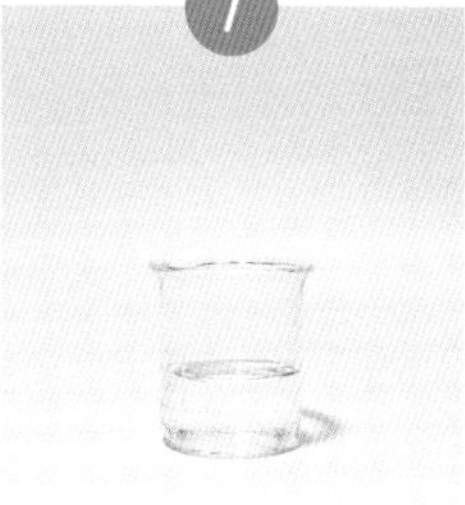

ビーカーに植物油（キャリアオイル）を入れる。

2

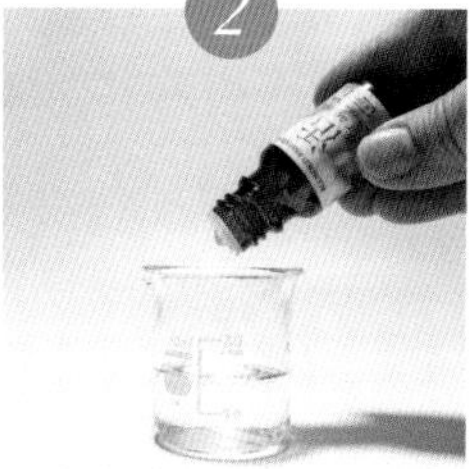

精油（エッセンシャルオイル）を加える。

3

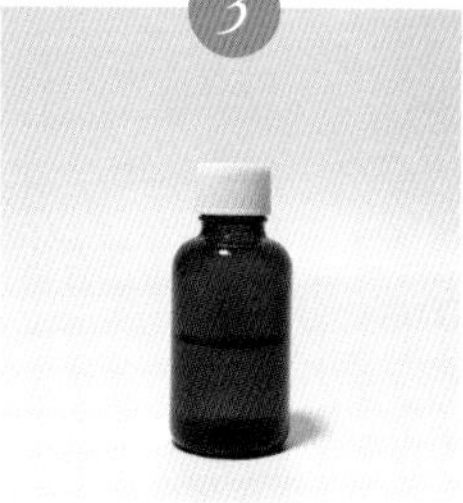

保存するときは遮光ボトルに移し、約 3 か月で使いきる（直射日光が当たらない涼しい場所で保存する）。

精油の濃度について

精油の濃度は植物油に対して 1% 以下になるよう希釈します（ボディ用）。

精油 1 滴は 0.05 ㎖なので、20 ㎖の植物油に対しては 4 滴が適正濃度となります。

肌が弱い人は薄めにしましょう。

敏感肌の人は薄めに作って、腕の内側などで試してから使いましょう（パッチテスト）。

足ケアにおすすめのアロマブレンドオイルは P48/49 参照！

アロマトリートメントオイルを使うメリット

✓ 手の動きがなめらかになり、肌を心地よく刺激する
✓ 好みの心地よい香りで、心身がリラックスする
✓ 精油が皮膚から吸収され、鎮静、消炎、血行促進などの作用をもたらす
✓ 植物油が皮膚を保護・保湿する

自分の体に向き合うということ〜きくち体操

「きくち体操」とは、創始者である菊池和子先生が「動くことはなぜ心と体によいのか」という疑問から「どう動かすと、体のどこにどういいのか」を50年以上にわたりくり返し研究・実践し、その結果確立した「健康に直結する動き方」を集大成した体操のことです。https://kikuchi-taisou.com/
この体操により、さまざまな年代・健康状態の方が体を動かすことを積み重ねて心身を育て、体の可能性と自身への感謝の気持ち、生きる意欲を感じています。
以下の2つのエクササイズは､脳をフル稼働させるための足ケア手順です｡ぜひ毎日やってみてください。

Exercise 1

足と手の指を組む

❶足の指の間に手の指を小指から順番に入れ、握手するように組みます。
❷手と足の指にギュッと力を入れます。

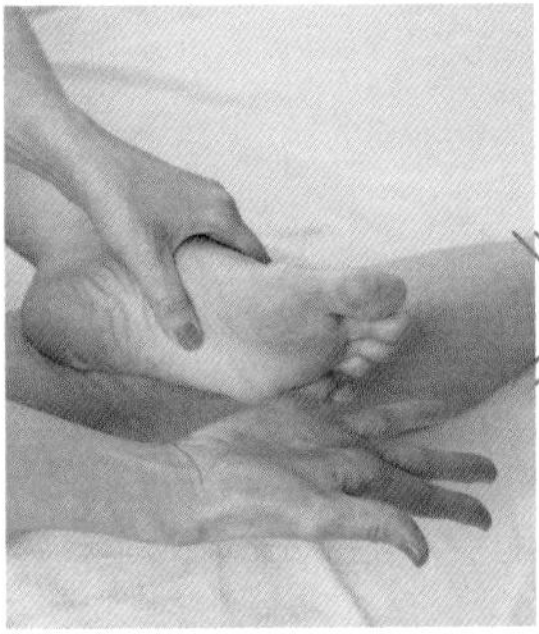

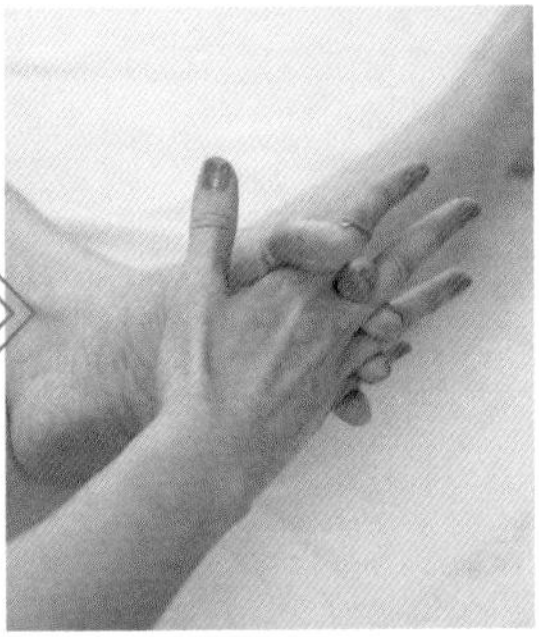

Exercise 2

足首を回す

指の力を抜いて足首を回します。1周を5秒くらいかけてゆっくりと回しましょう。これを右まわり、左まわりそれぞれ6〜7回ずつ行います。

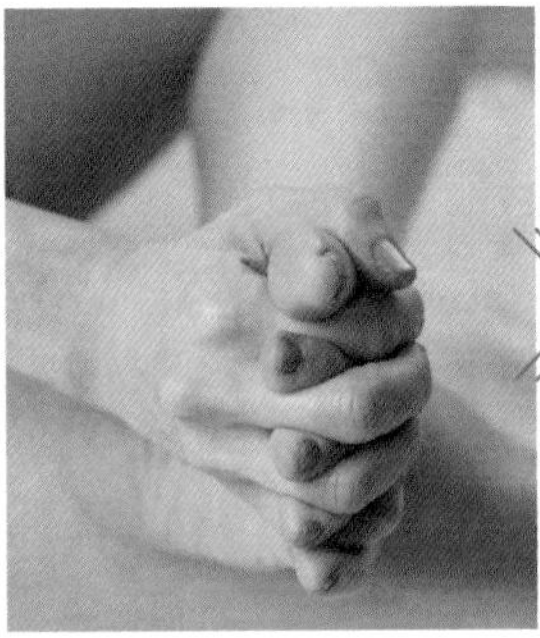

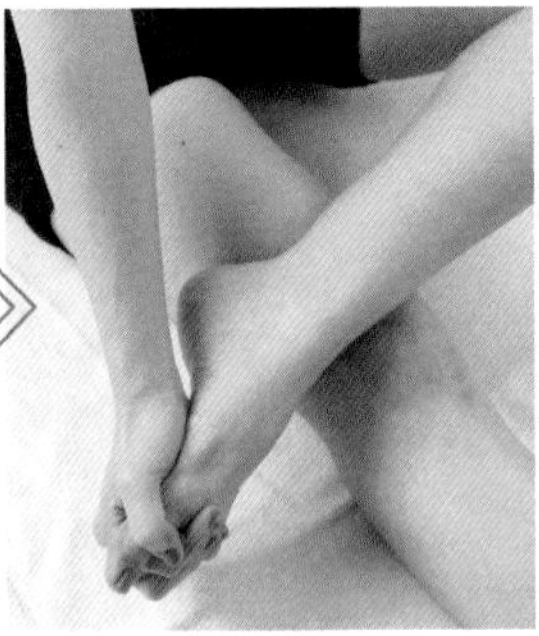

手の力だけで回さずに、足首の力を主に使って回すのがポイント！

Part 2

自分と人のための足ケア＆マッサージ

足やフィトセラピーのことを学んだら、
実際に自分のために、そして大切な人のために
足のケア＆マッサージを実践しましょう！

1 足ケアの基本テクニック

「心地よい圧」がマッサージの基本。
強すぎず弱すぎない圧で行いましょう。

「心地よい圧」を見つけること

自分で行うマッサージでは、「心地よい圧」を心がけるようにしましょう。また、他の人に行う場合でも、マッサージ中にコミュニケーションをとりながら、その人にとって心地よい強さを見つけるようにします。

足裏のマッサージというと、強く押す痛いマッサージが効くと思われがちです。

けれども、一般の人が行う場合、ぐいぐいと押すようなマッサージは逆効果。刺激が強すぎると、炎症を起こしたり、肌や筋肉を傷めることにもなりかねません。

リラックス効果を高めるためには、ゆったりとしたリズムと心地よい圧で行うことが大切。

ケアを行うときは、心を落ち着けて、深い呼吸とともに行うようにします。

Technique 1

手のひら全体でやさしくなでる

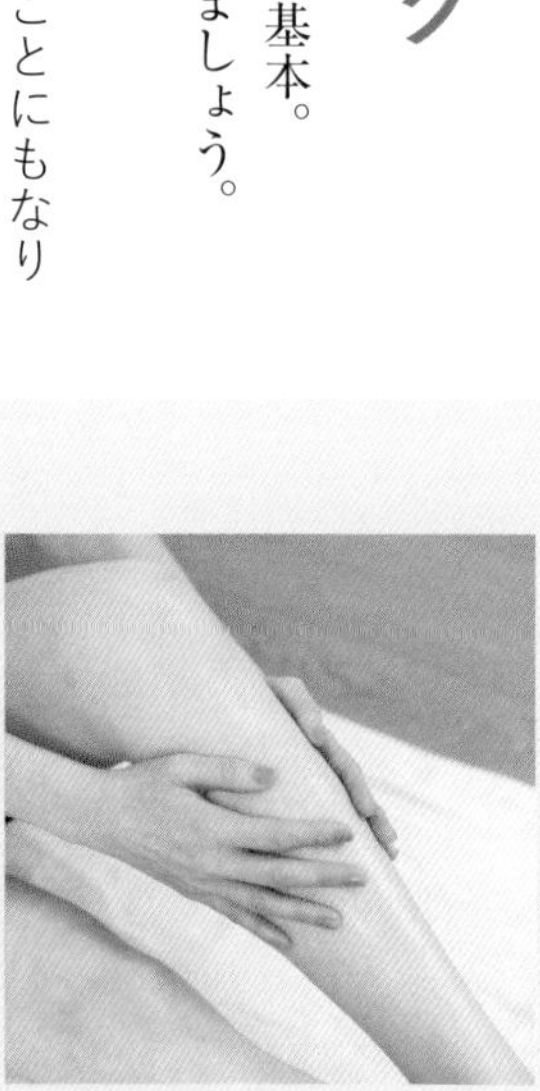

手のひら全体を使い、**ゆったりとしたリズムで**、やさしくなでるように大きく手をすべらせる方法です。指の力を抜き、**手のひら全体を肌に密着させるの**がポイントで、**端から端までくまなくなでます**。すべてのマッサージの基本になります。
ひざ下全体にオイルを塗布するときに用いるほか、リラックスに導いたり、冷えやむくみの解消などに役立つマッサージです。

Technique 2

親指の腹でさする

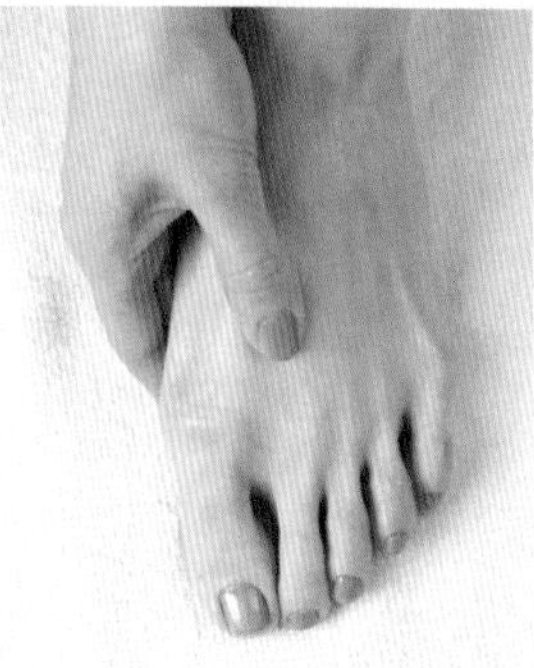

足の甲にある骨と骨の間や足の指の間など、細かい部分をマッサージするときは、**親指の腹を用います**。爪を立てないようにして、指の腹全体を密着させ、**ゆっくりと**すべらすように動かすのが大切。**強く押し込まない**ようにしてください。
マッサージする場所に合わせて心地よい強さで行います。

Technique 3

親指などで押す

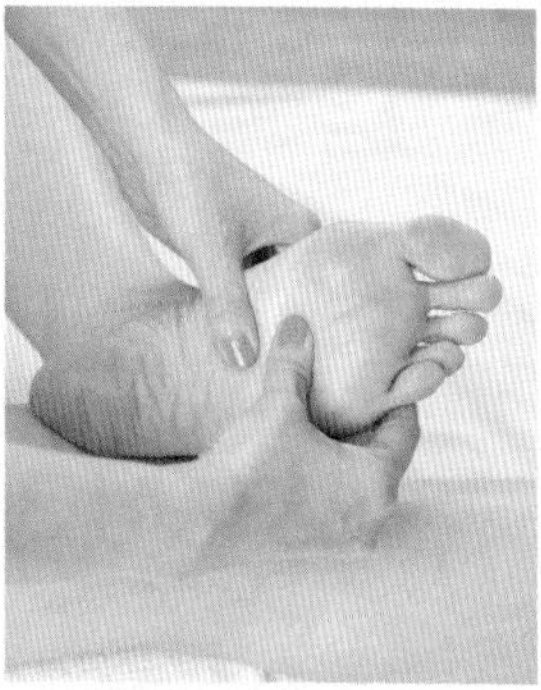

指はねかせて、**腹全体を使います**。足裏をまんべんなく押すときなどに使える方法。
急に強い力で押さず、**ゆっくりと指を沈める**イメージで押すのがポイント。指先の力だけに頼らず、心地よく感じるように体全体で強さを調節しましょう。
爪を食い込ませないように注意。

Technique 4

ゆっくり回す

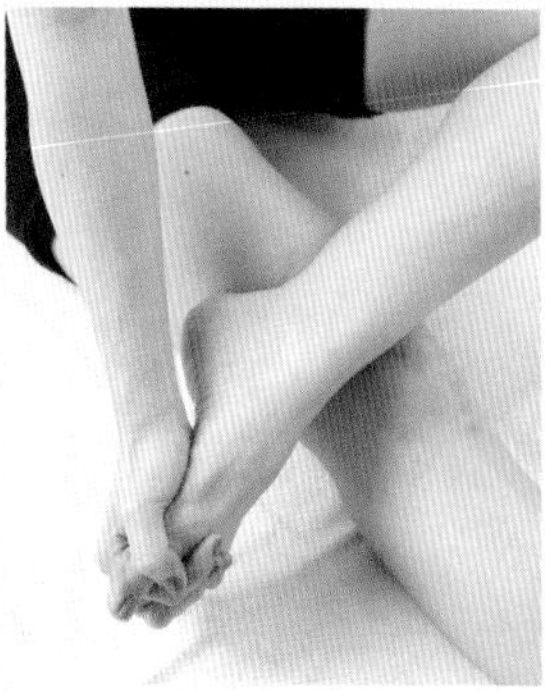

足首を回すときは、ぐるぐる勢いよく回さず、ひとまわり５秒程度を目安に回します。人の足指を回す際も、同様に**ゆっくり回しましょう**。
足首を回し柔軟性を保つことは、日々のケアの中でも大切。
手の力だけでなく、足の力メインで行うようにします。

2

オイルなし 自分のための足マッサージ

no Oil

自分のための足マッサージは、毎日のケアに、また特に不調があるときのケアにも。
いつでも手軽にできる、オイルなしのセルフマッサージです。

10分
目安時間

START!

Step 1

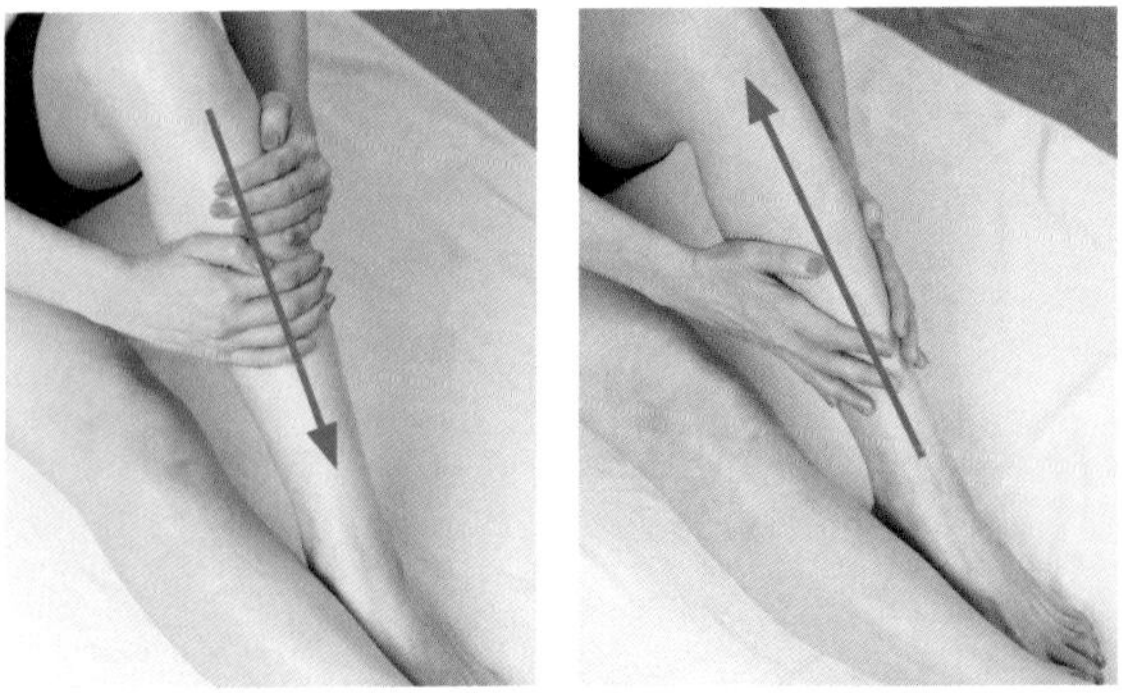

ひざ下をなでさする

ひざから足先まで、ひざ下全体を3往復程度、やさしくなでさすります。

Step 2

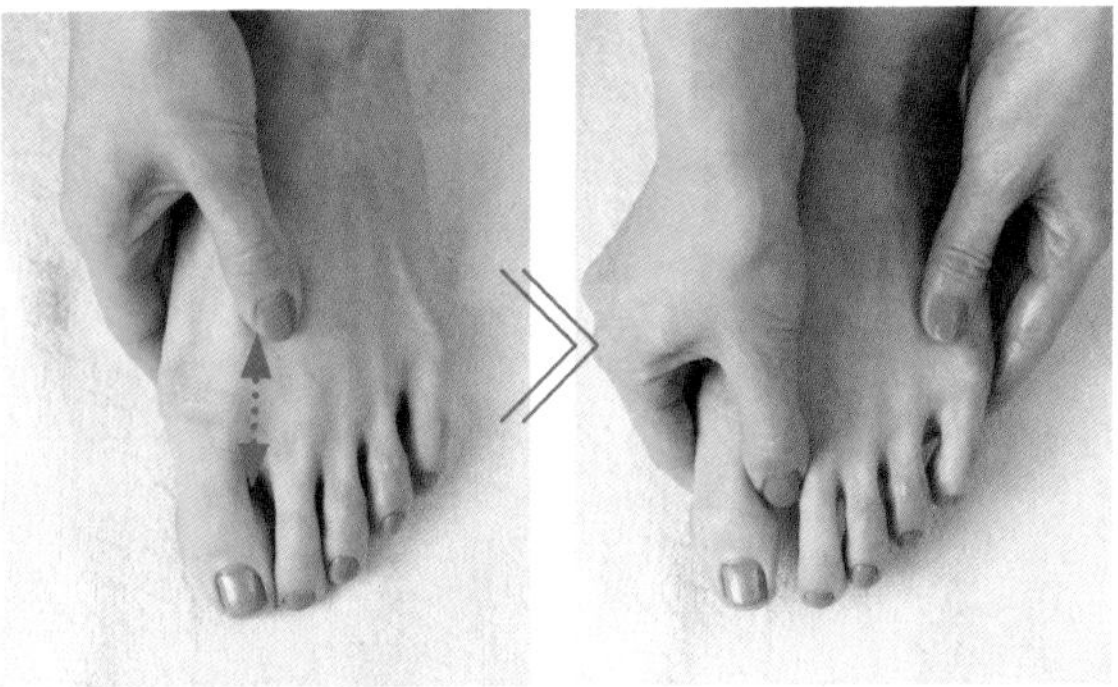

中足骨の間を押す

中足骨の間を親指の腹で数か所押します。
次に、指と指の間の水かきを親指の腹で押します。4カ所全て同じように行います。

Step 3

足首の甲を流す

げんこつを作り足首から甲にかけて上下にさすります。

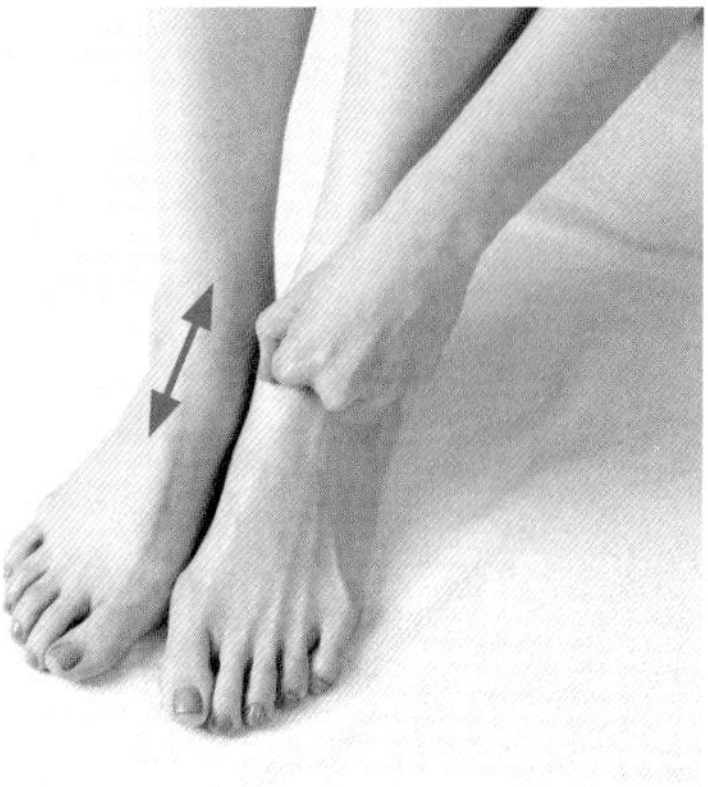

Step 4

くるぶしを押す

両手でくるぶしまわりをやさしく押します。

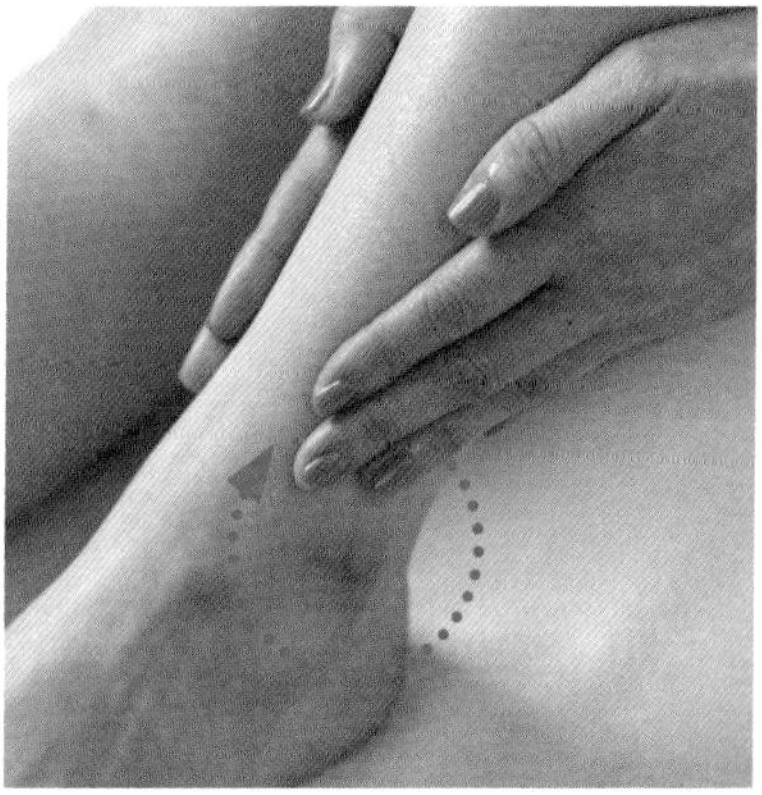

Step 5

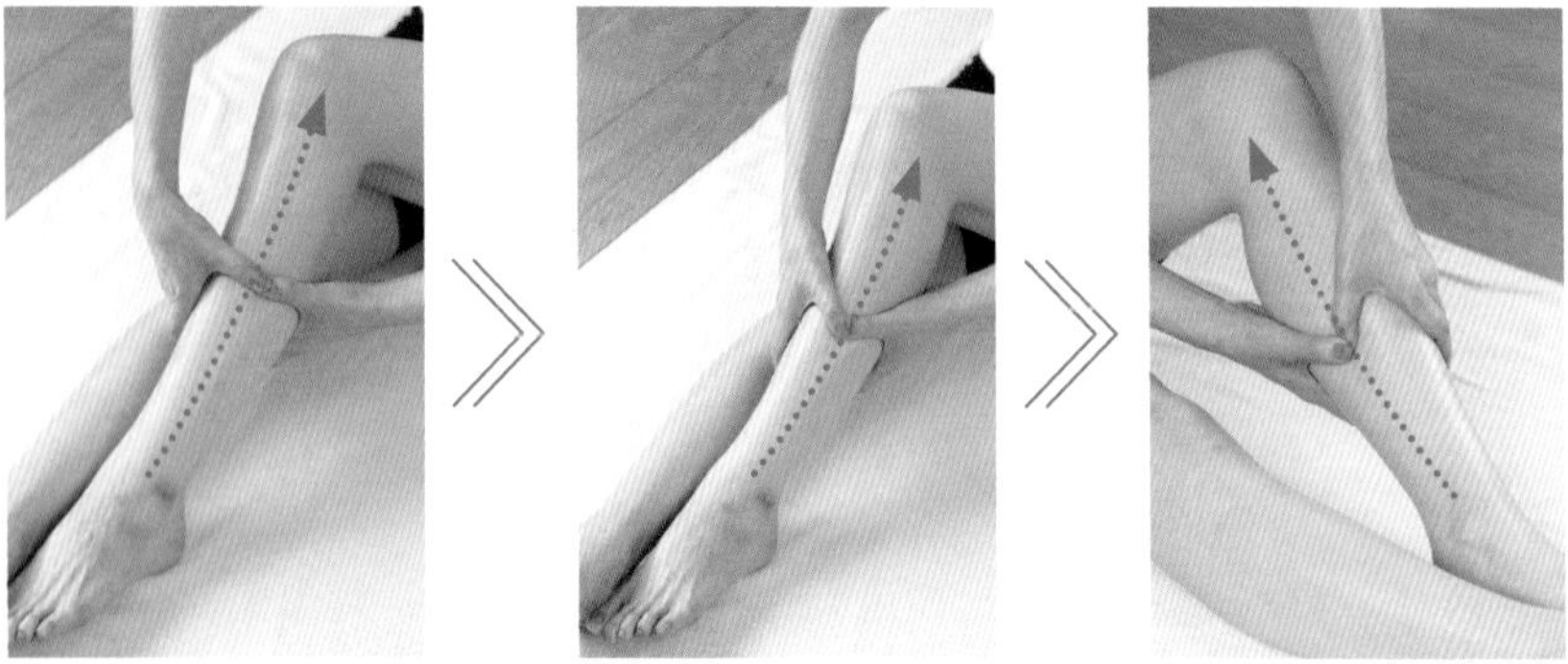

脛骨外側・内側のラインを押す

外側のくるぶし甲側からひざまでと、外側のくるぶしかかと側からひざまでの２つのラインを行います。そして、内側くるぶし中央から骨のきわを１ライン行います。

POINT

気持ちいいと感じる力かげんで押していきましょう。

Step 6

ひざまわりを押す

ひざのまわりを親指で軽く押します。
次に、ひざの真裏指２本分足首寄りを４本の指で揉みほぐします。

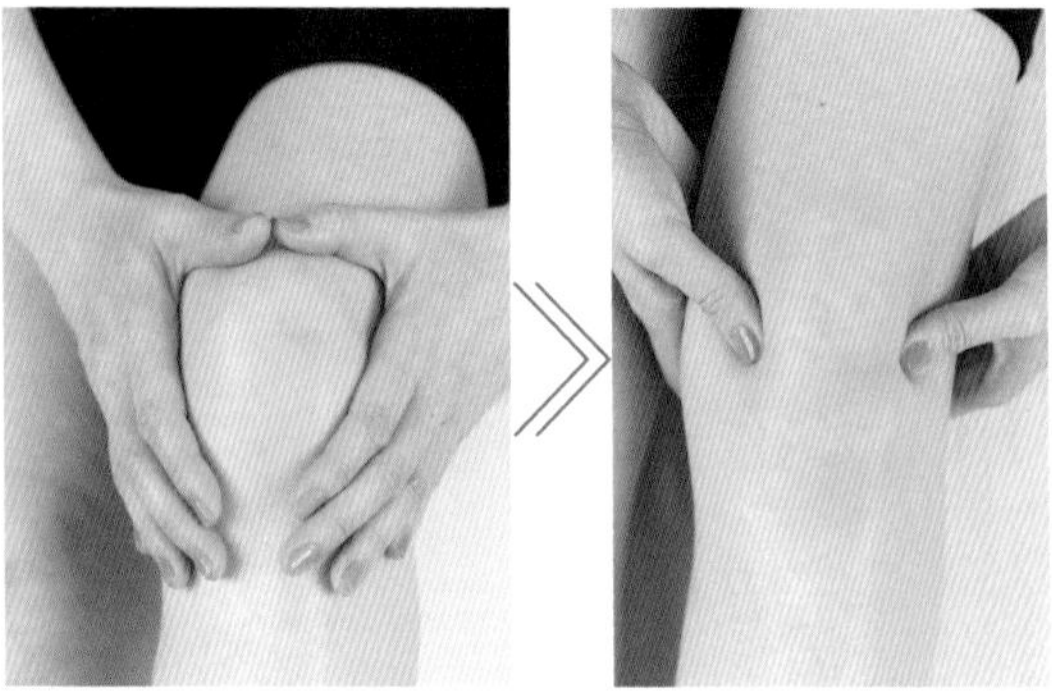

Step 7

ふくらはぎをつかむ

アキレス腱からひざ裏にかけて、ふくらはぎを数か所手のひらでつかむようにします。

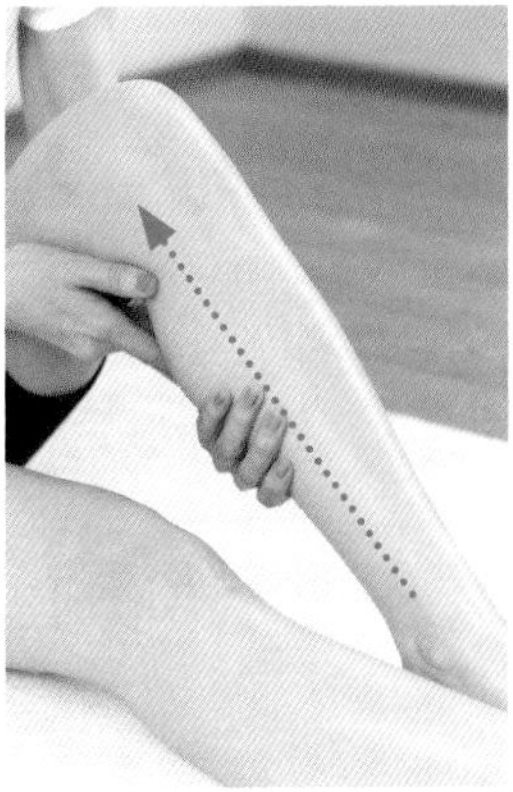

Step 8

ひざ下をなでさする

最後に、ひざ下全体を3往復ほどやさしくなでさすったら終わりです。

反対の足にもStep1～8を行います。

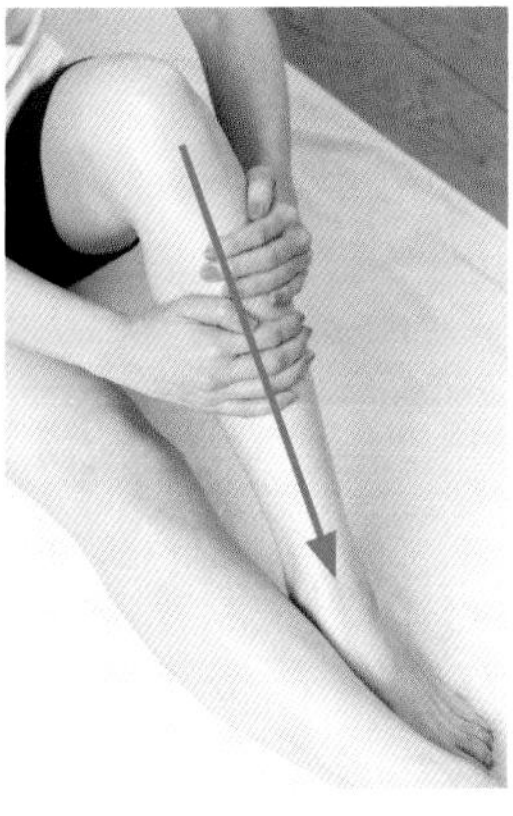

FINISH!

3 オイルあり 自分のための足マッサージ

Oil

疲れた一日の終わりには、アロマトリートメントオイルを使ったマッサージがおすすめ。いつもがんばってくれている足に感謝しながらケアを行うと、効果アップ！

10分 目安時間

Step 1

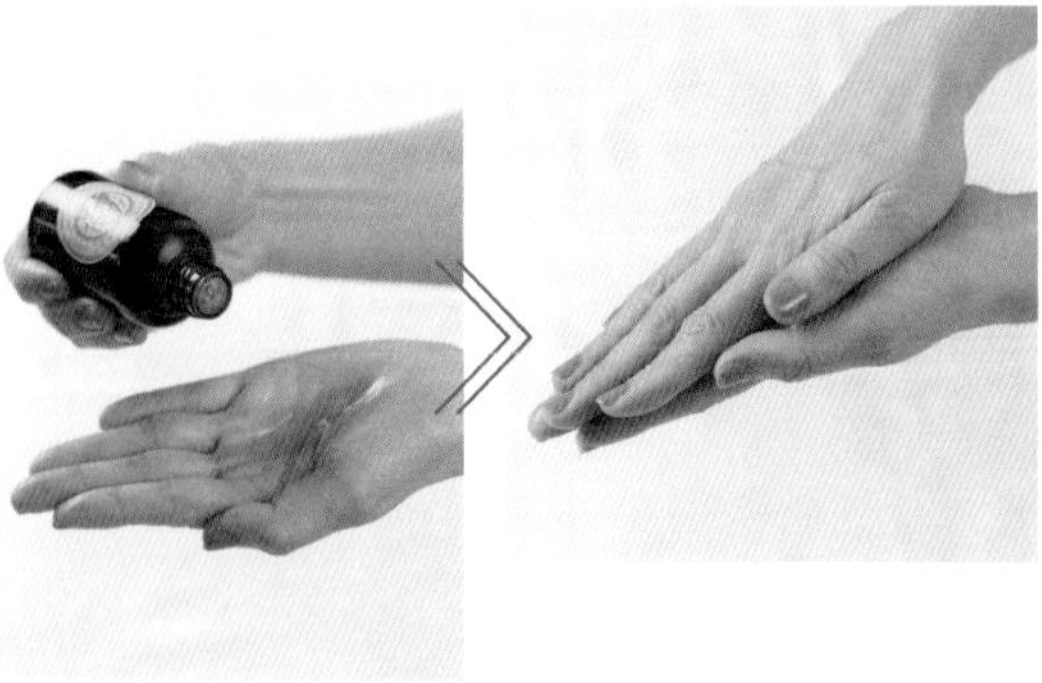

オイルを手にとる

手のひらにオイルを適量とり、なじませるようにオイルをあたためます。マッサージ中、オイルは適宜足しながら行います。

START!

Step 2

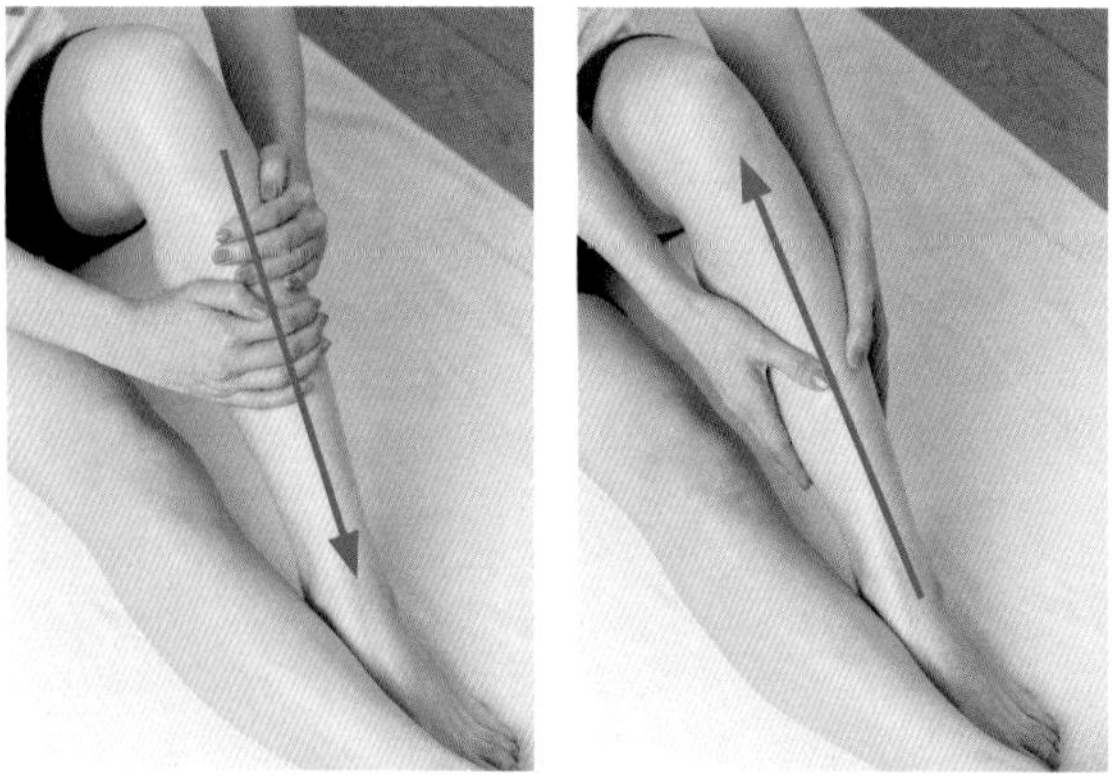

ひざ下にオイルを塗る

両手でひざ下全体にオイルを塗ります。ひざから足先まで3往復程度、やさしくなでさすります。

Step 3

足先をさする

中足骨の間を親指の腹で3回ほど往復させます。

次に、指と指の間の水かきを、親指の腹でさすります。4か所同様にさすっていきます。

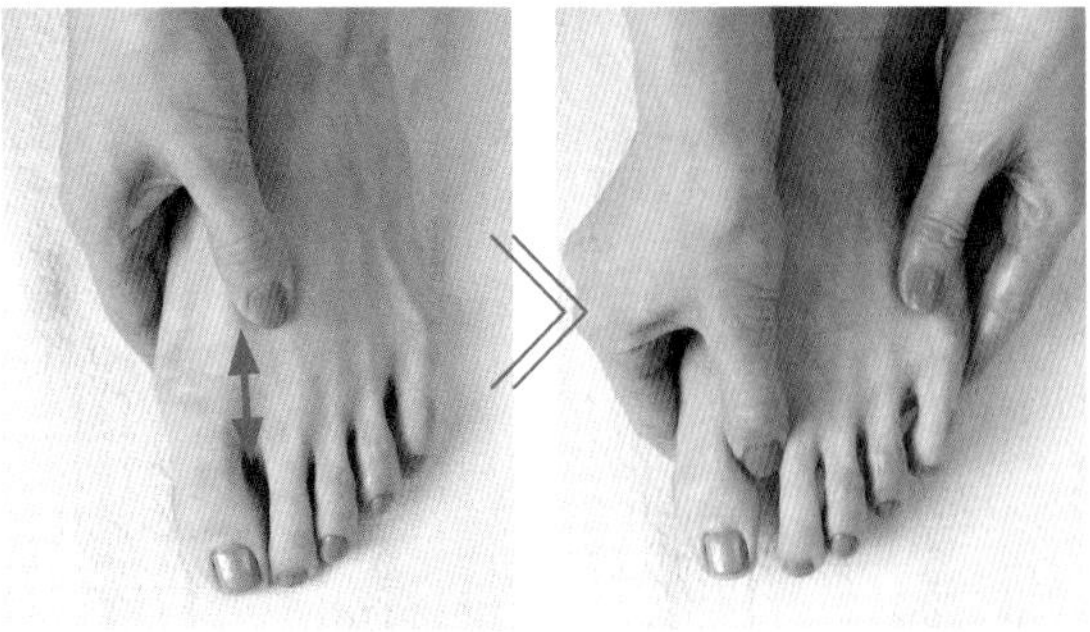

Step 4

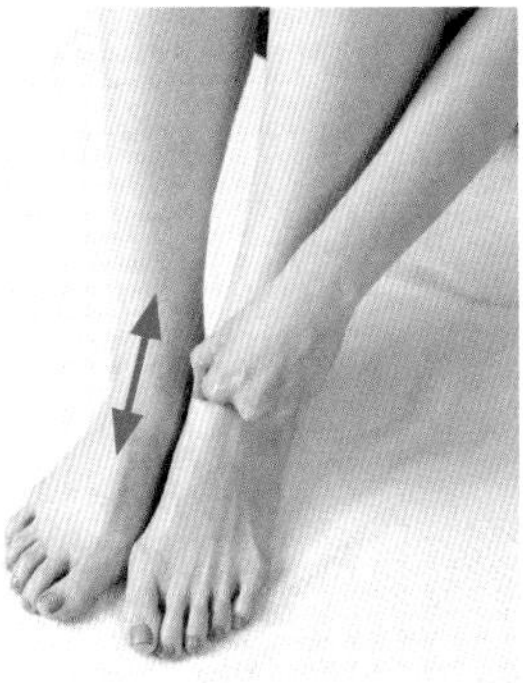

足首の甲を流す

げんこつを作り、足首から甲にかけて上下にさすります。

Step 5

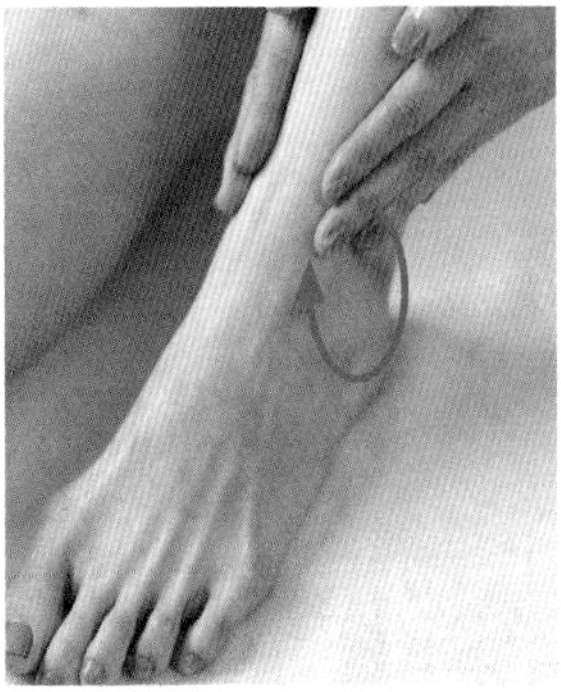

くるぶしまわりをさする

両手を使い、くるぶしのまわりをやさしくさすります。

Step 6

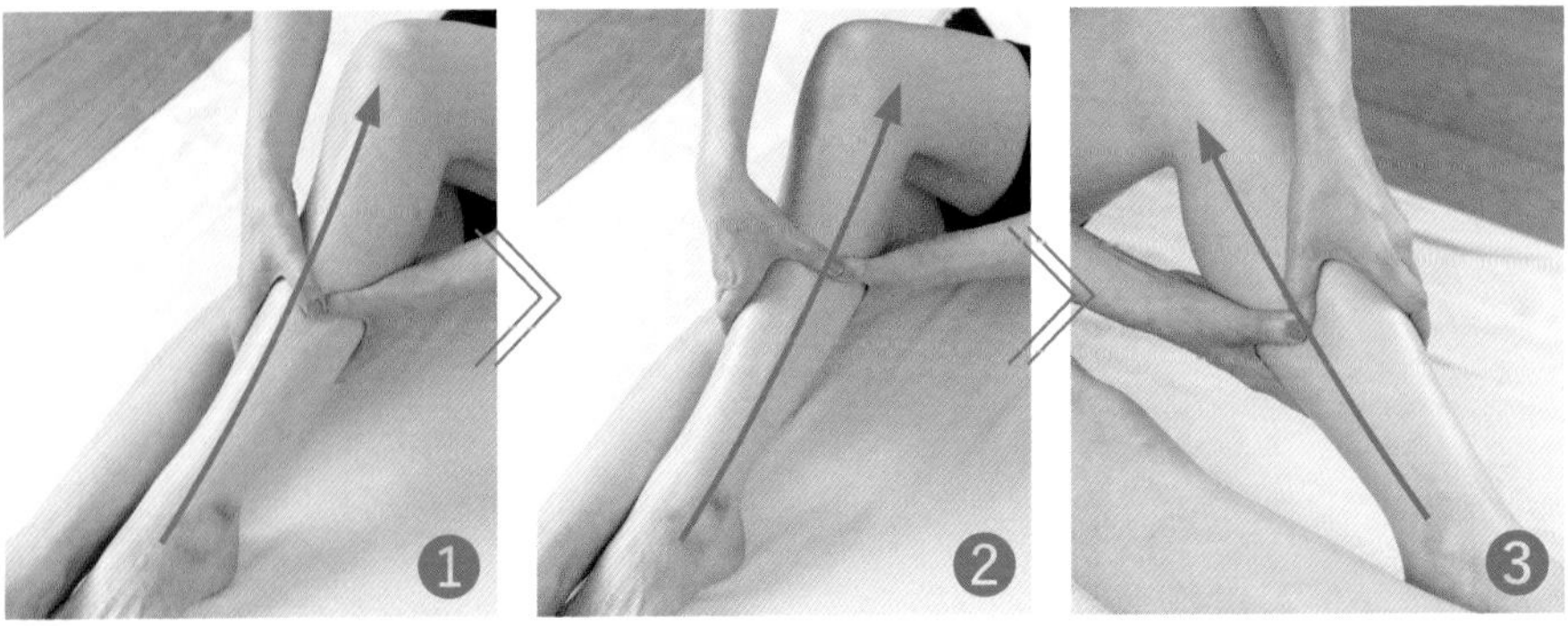

脛骨外側・内側のラインをすり上げる

足首からひざまでを親指の腹で圧をかけながら、すり上げていきます。

外側のくるぶし甲側からひざまで❶と外側のくるぶしかかと側からひざまで❷の２つのライン、そして内側くるぶし中央から骨のきわ❸を１ライン行います。

Step 7

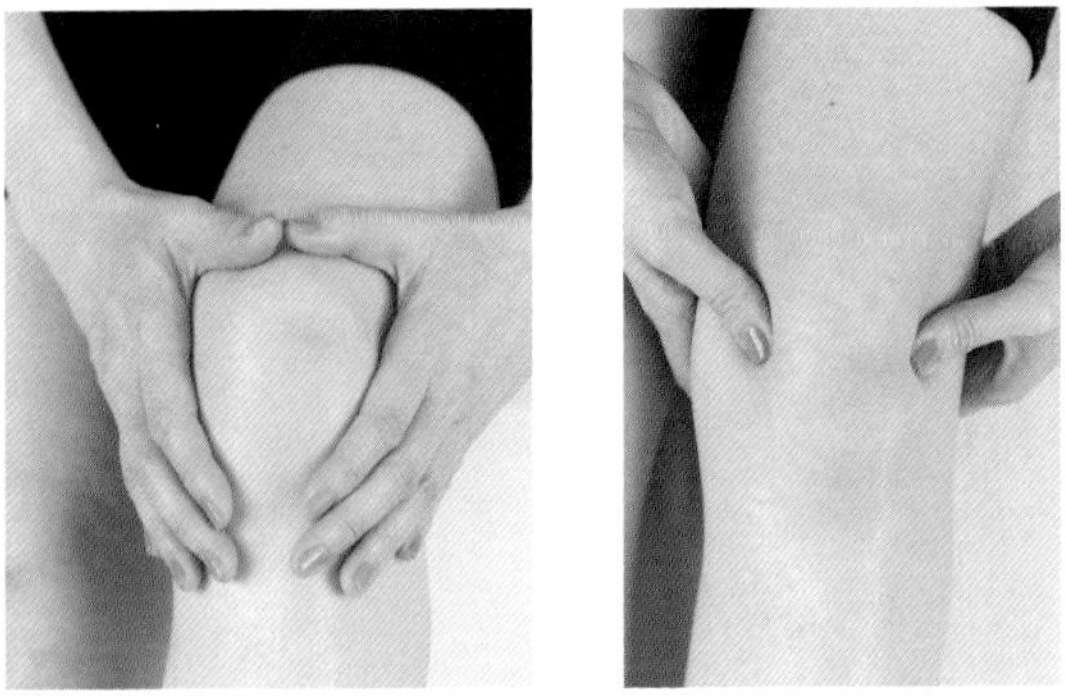

ひざまわりをなでて押す

ひざ全体をなでさすったあと、ひざまわりを親指の腹で押していきます。
次にひざの真裏指２本分足首寄りを４本の指でもみほぐします。

Step 8

ふくらはぎのすり上げ

アキレス腱からひざ裏までふくらはぎをすり上げます。

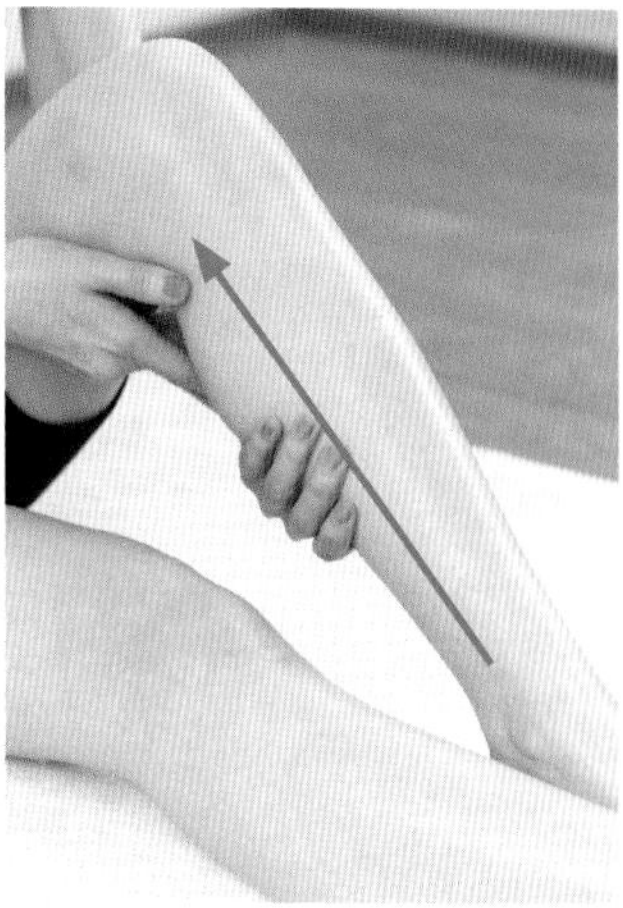

Step 9

仕上げ

最後にひざ下全体を3往復ほどやさしくなでさすって終わりです。
反対の足にもStep1～9を行います。

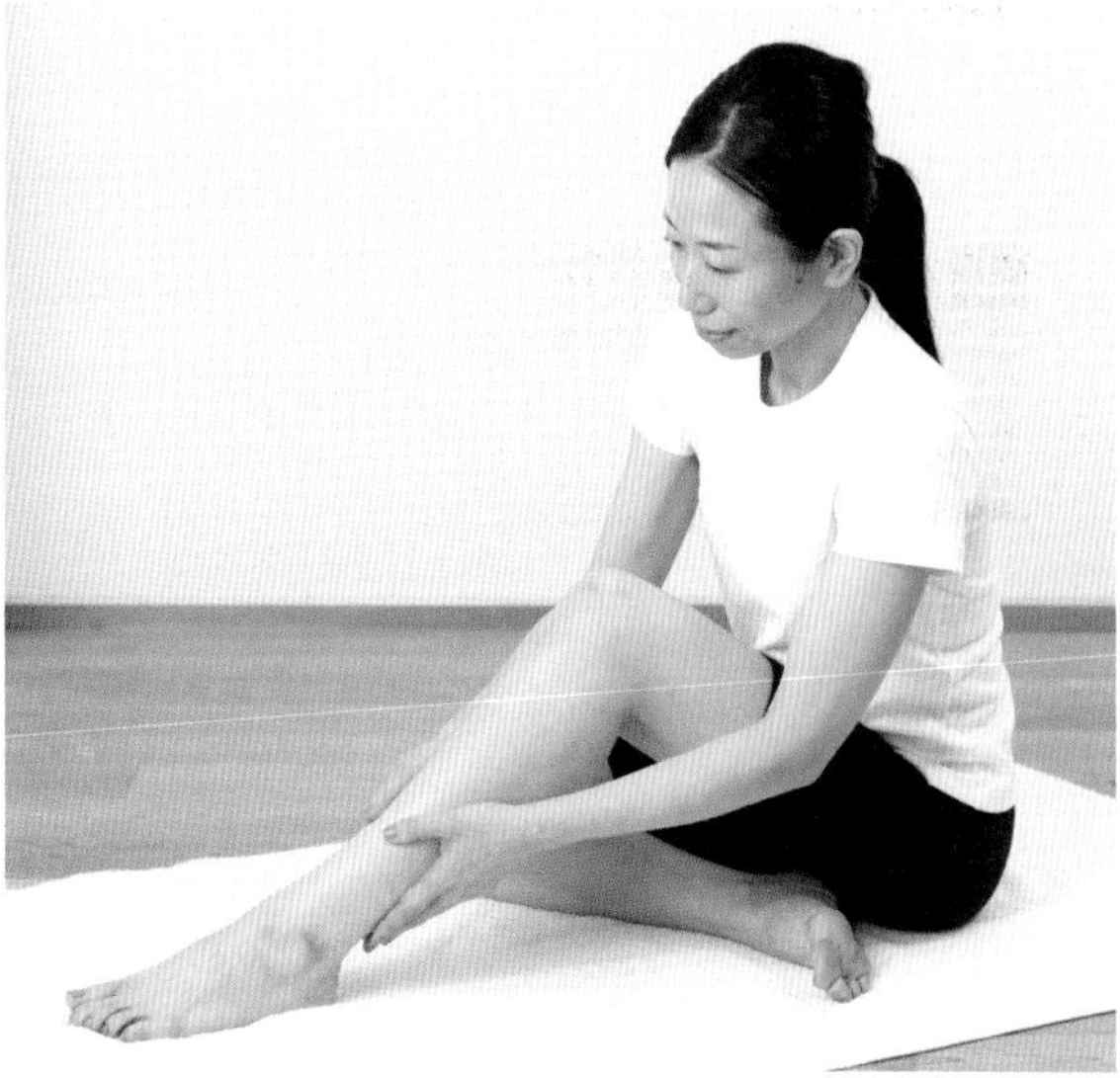

FINISH!

4 オイルなし 人のための足マッサージ

no Oil

足ケアマッサージで、大切な人の健康をサポート。オイルなしで行うマッサージは、服を着用したままでも行うことができます。
その場合は、タオルはなくてもかまいません。

4~5分
目安時間

人に足ケアをする際の姿勢

ベッド（マッサージ台）の上で行う場合

足を開いて立ち、高さを調節しながら施術します。
真っすぐ立ったまま上半身を倒す姿勢だと、腰を痛めやすいので注意してください。

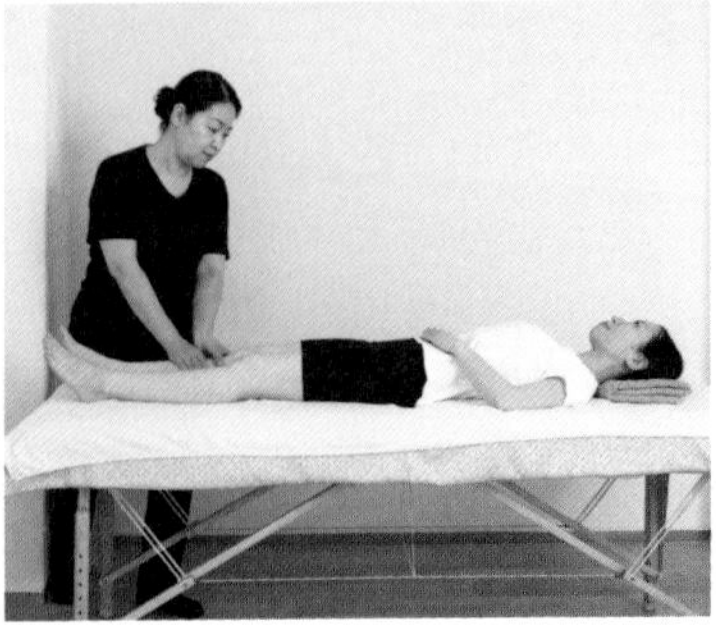

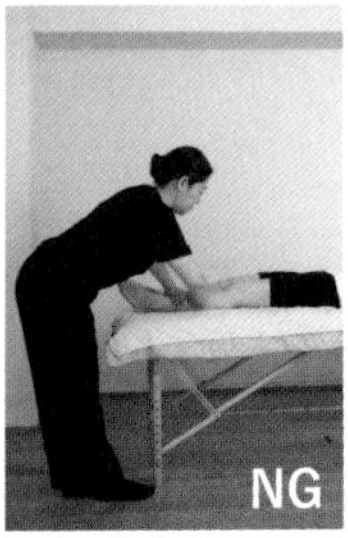

タオルやヨガマットを敷いて行う場合

ベッドではなく床で行う場合は、タオルやヨガマットなどを敷いて施術しましょう。施術者は、前のめりになりすぎないように重心を低くおいて足ケアをしましょう。

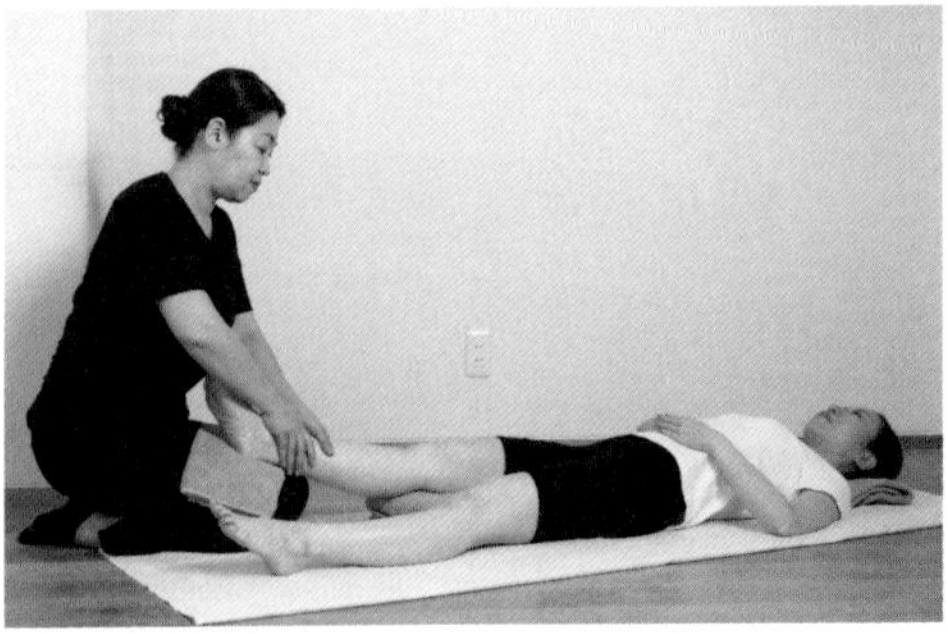

Step 1

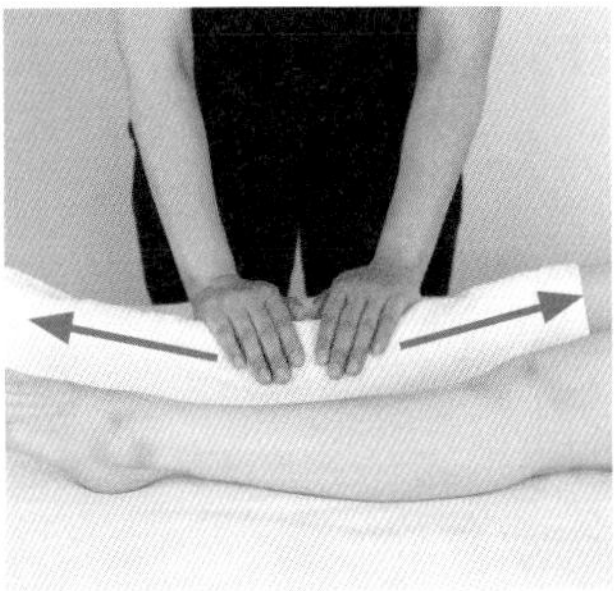

ひざ下をさする

タオルをかけ（服着用時は不要）ひざと足首の中央に手をおき、3回ほど左右にさすります。

Step 2

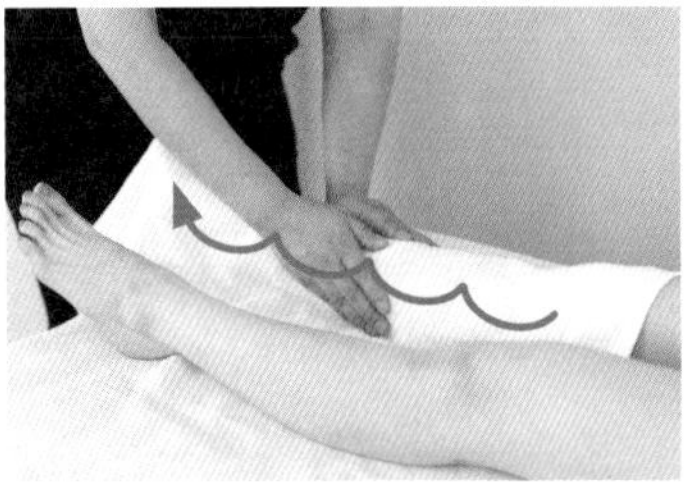

ひざ下に圧をかける

ひざを左右両側から包み込むようにして、足先までを心地よく圧をかけます。

START!

Step 3

足指を引っ張る

親指と小指の付け根を持ち、軽く引っ張る。人差し指と薬指を持って同じように親指と中指を持って軽く引っ張る。実際はタオルをかけて行っています。

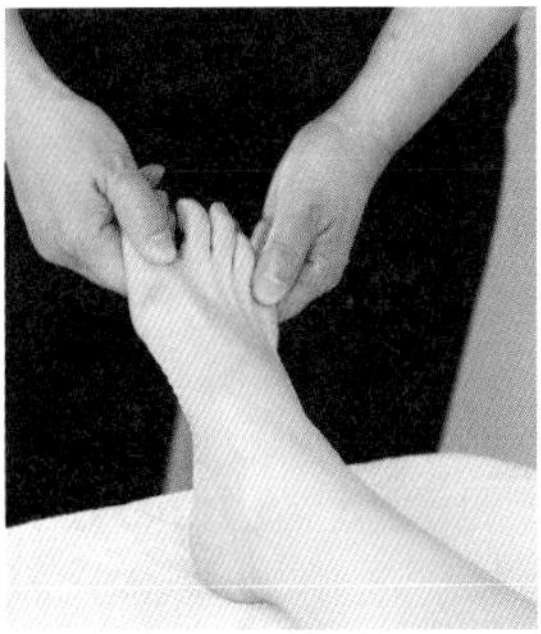

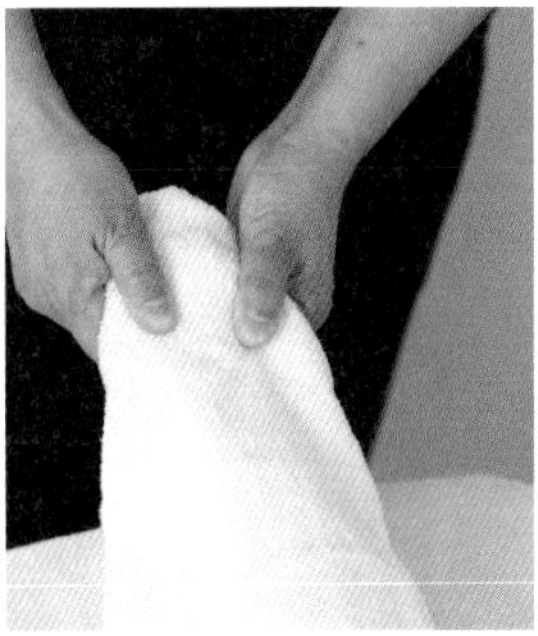

Step 4

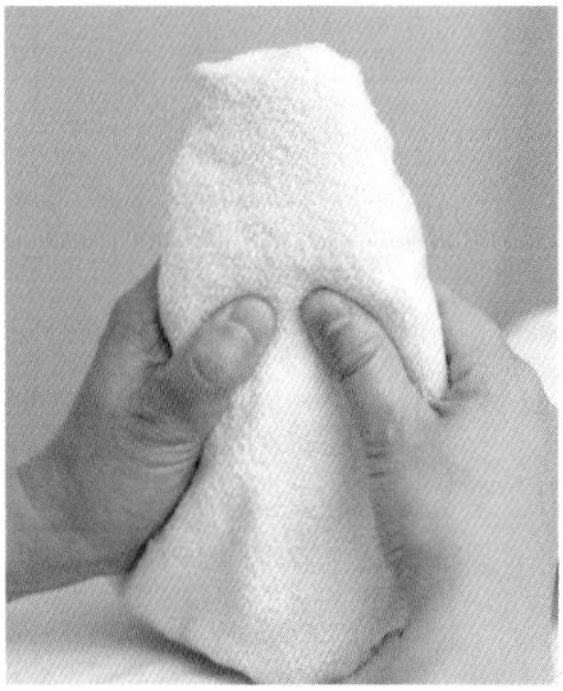

足裏を押す

足裏全体を親指の腹で押していきます。相手が心地よいと感じる程度の強さで。

Step 5

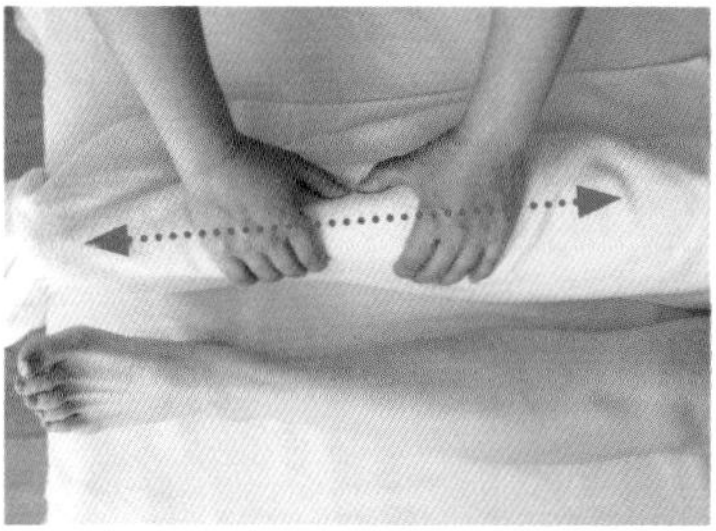

脛骨外側の２ラインを押す

外側のくるぶし甲側からひざ下まで、親指の腹で心地よく押す。くるぶしかかと側からひざ下まで親指の腹で押していきます。

Step 6

ひざ上とひざ裏を押す

ひざ上側だけを指の腹で揉むように押します。次に、ひざ裏を 2、3 回押してください。

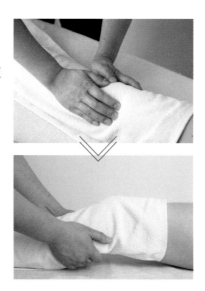

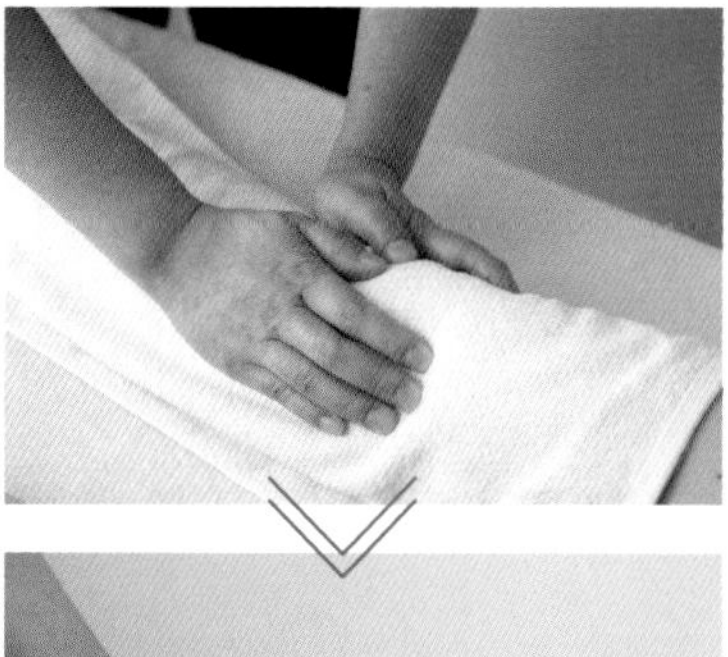

Step 7

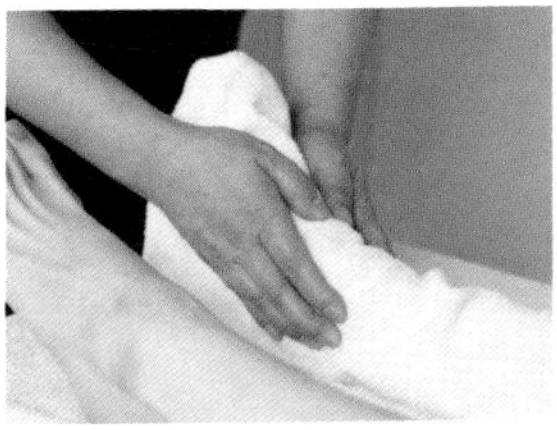

くるぶしまわりを押す

両くるぶしまわりを同時に指で押します。

Step 8

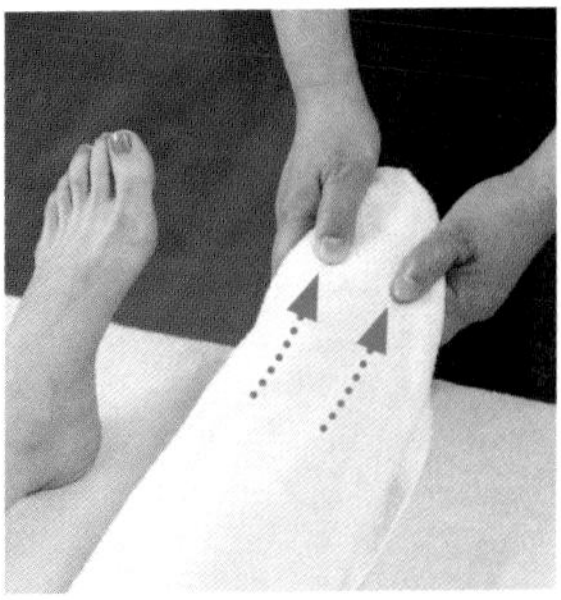

中足骨の間と指間を押す

両手を使い、足首側から指の付け根に向かって中足骨の間数か所と、指間を押します。

Step 9

足指の付け根を回す

親指から足指の付け根を１本ずつ左右２～３回ずつ回します。

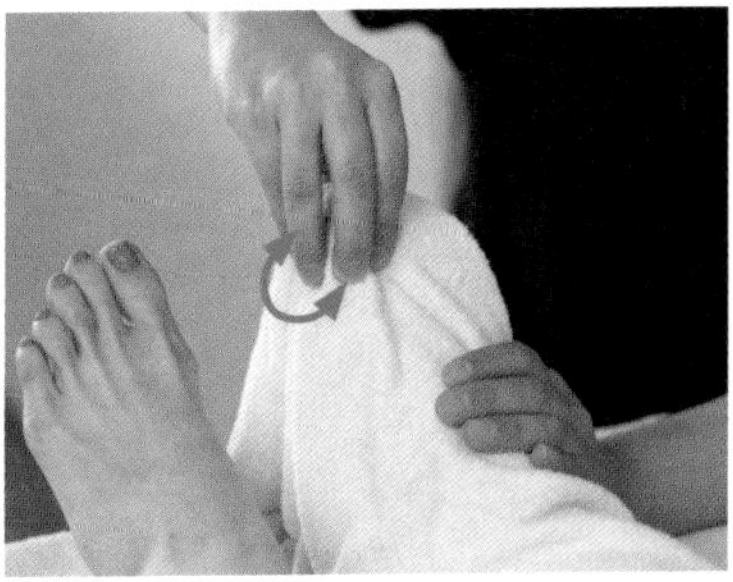

Step 10

ふくらはぎをすくい上げる

ひざを立てて、アキレス腱からひざ裏までふくらはぎを手のひらですくい上げます。

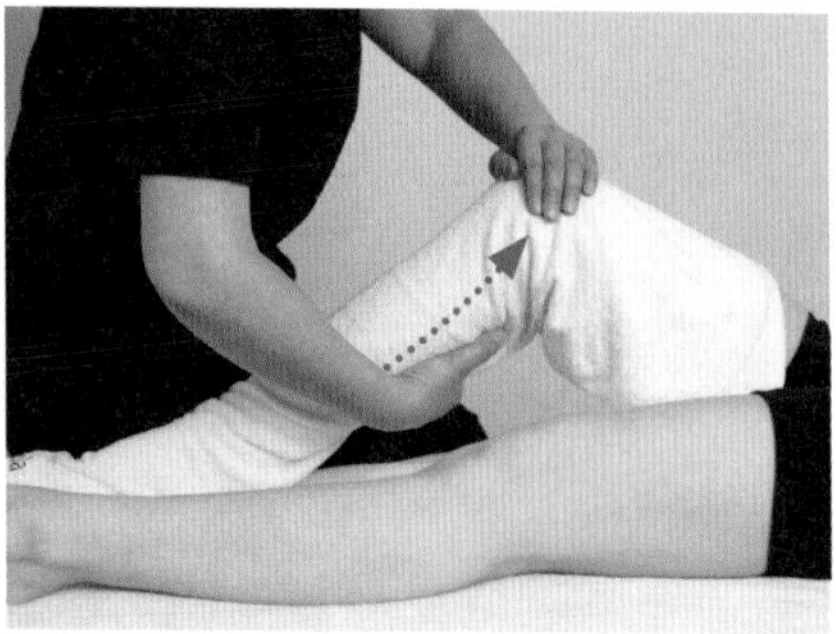

POINT

タオルの端にお尻をのせると足が固定され、ふくらはぎがつかみやすくなります。

Step 11

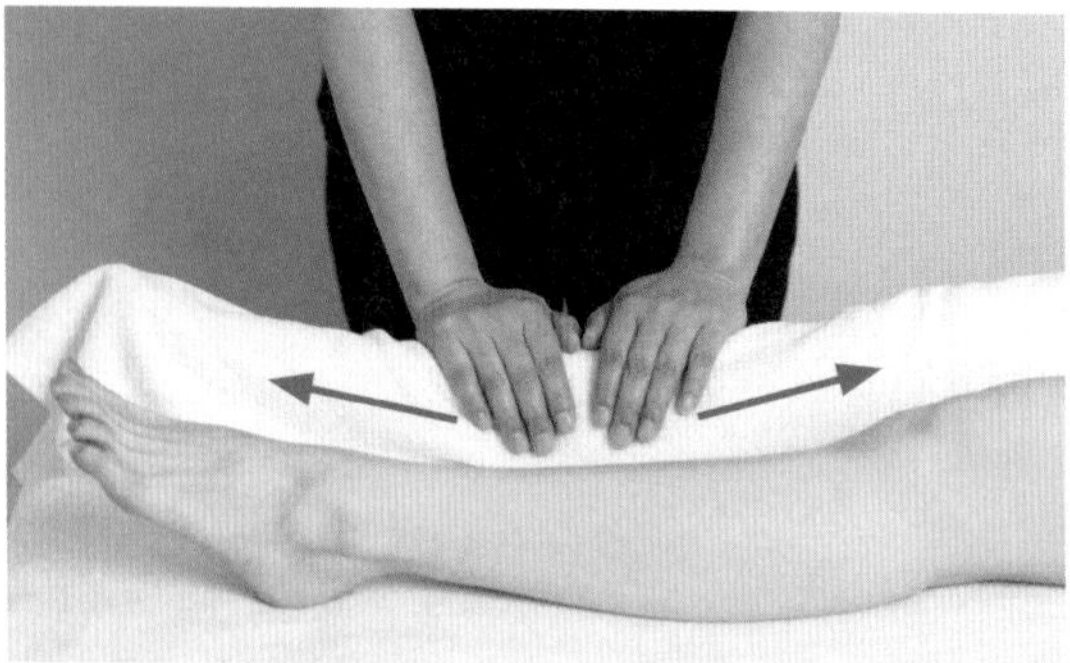

足全体をさする

スタート時と同じようにタオルの上から足全体をさすります。反対の足にもStep1～11を行います。

FINISH!

椅子に座ってケアすることもできます！

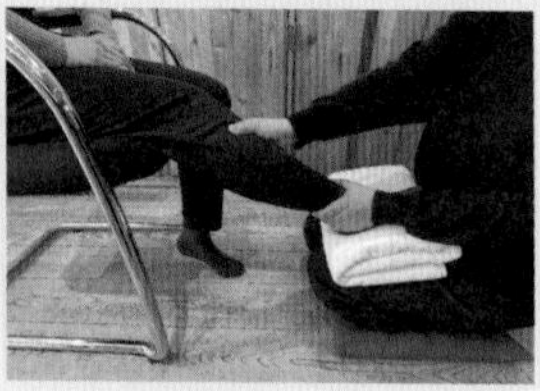

「4 オイルなし 人のための足マッサージ」（P32-36）は、椅子に座ったままでも同じように行うことができます。オフィスなど横になるスペースがないところでもできるので、Step 1から11までのプロセスを試してみてください。

5 オイルあり 人のための足マッサージ

Oil

オイルを使用すると、手の動きがなめらかになり、さらに心地よいマッサージができます。最初はバスタオルを使ってはじめてください。

20分
目安時間

Step 1-4

「4 オイルなし 人のための足マッサージ」Step1~4(P33) を参照してください。タオルをかけ、足をさするところからスタート！

START!

Step 5

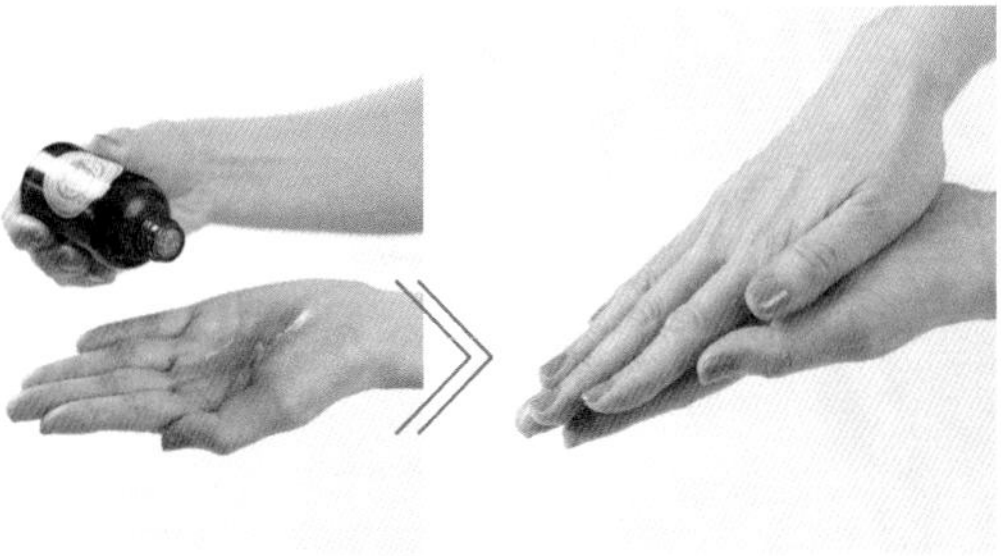

オイルを手にとる

手のひらにオイルを適量とり、なじませるようにオイルをあたためます。マッサージ中、オイルは適宜足しながら行います。

Step 6

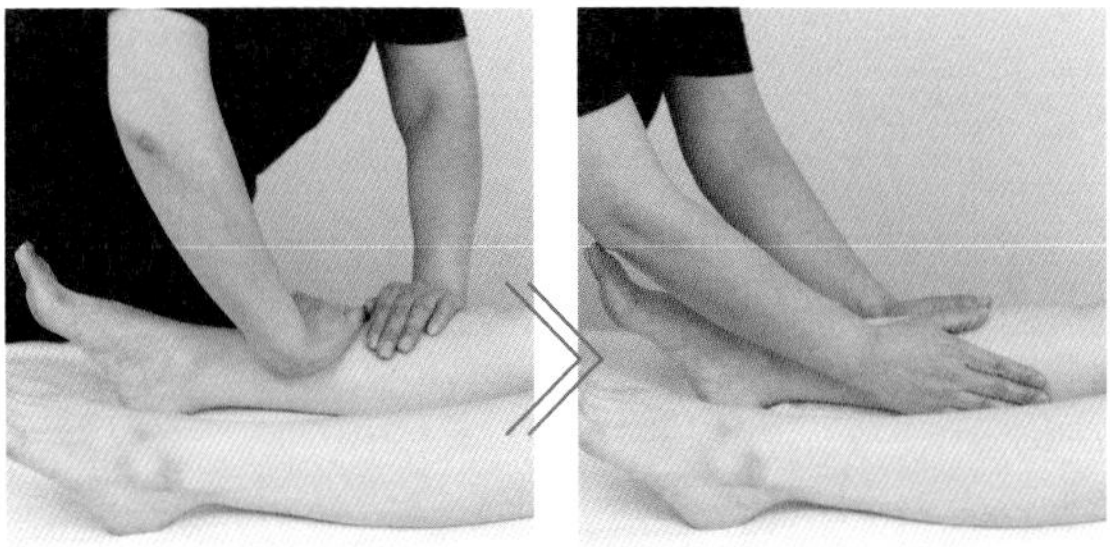

ひざ下にオイルを塗る

オイルをひざ下全体に塗布し、なでさすります。

Step 7

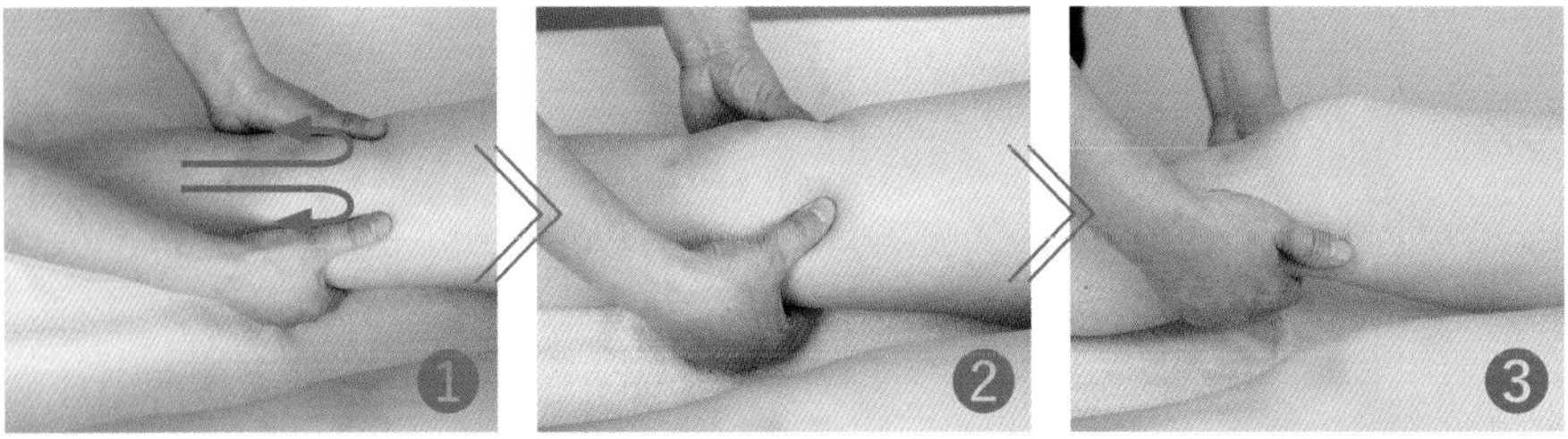

ひざまわり・ひざ裏を押す

ひざのまわりを親指の腹でやさしくさすり❶、軽く押す❷。次にひざ裏を2～3回軽く押します❸。

Step 8

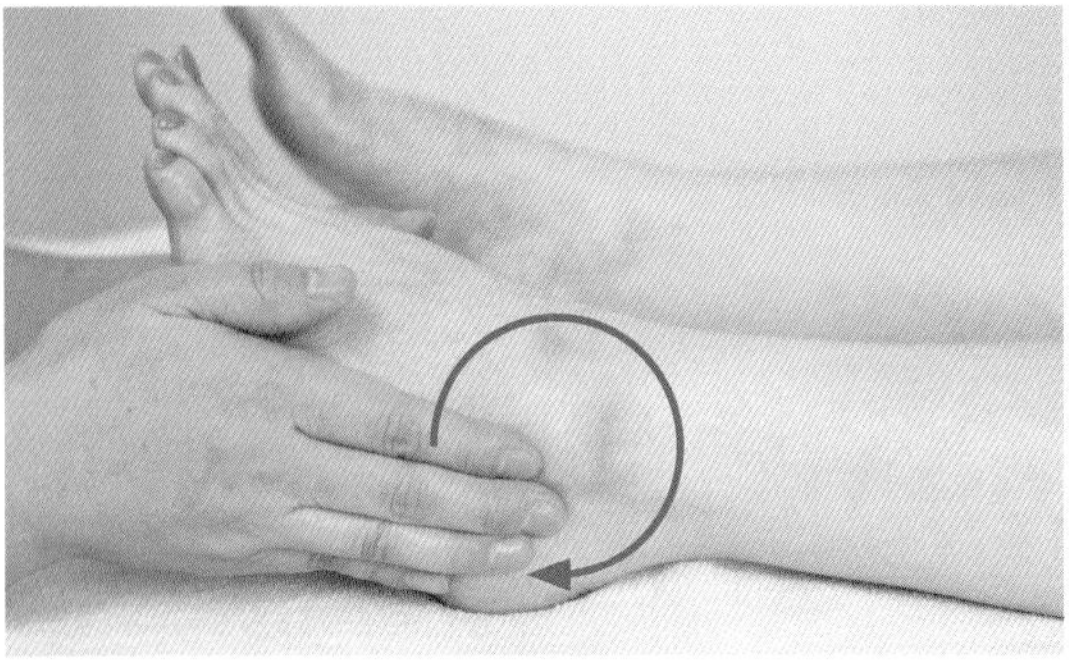

くるぶしまわりをさする

両手でくるぶしのまわりをやさしくさすります。

Step 9

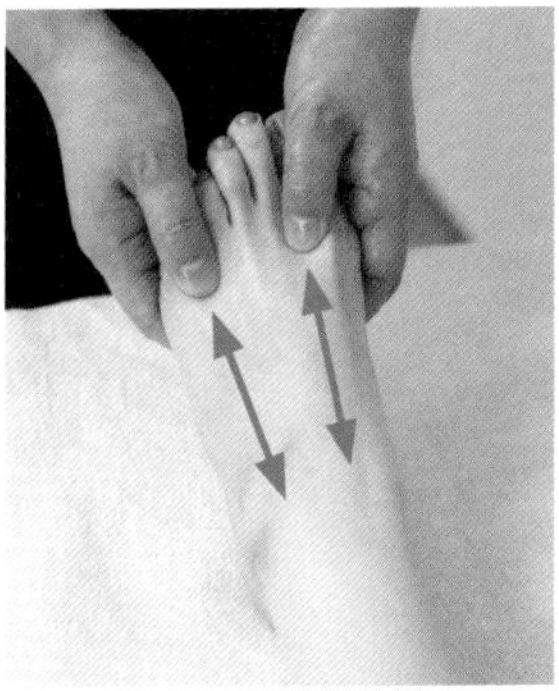

中足骨の間をさする

両手を使い中足骨の間を往復しながらさすります。

Step 10

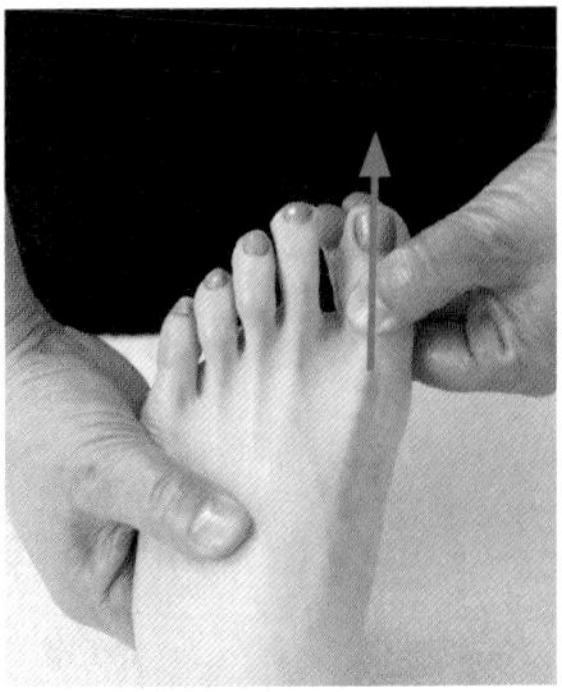

足指をつまんですべらせ、抜く

指の左右（両脇）をつまみ、付け根から指先に向かって2、3回すべらせる。次に上下に挟み同様にすべらせてから指先で抜く。親指から小指まで順番に行います。

Step 11

水かきの部分をつまんですべらせ、抜く

指と指の間の水かきの部分を2、3回すべらせ、つまんで抜く。親指～小指の間まで4か所すべての指の間で順番に行います。

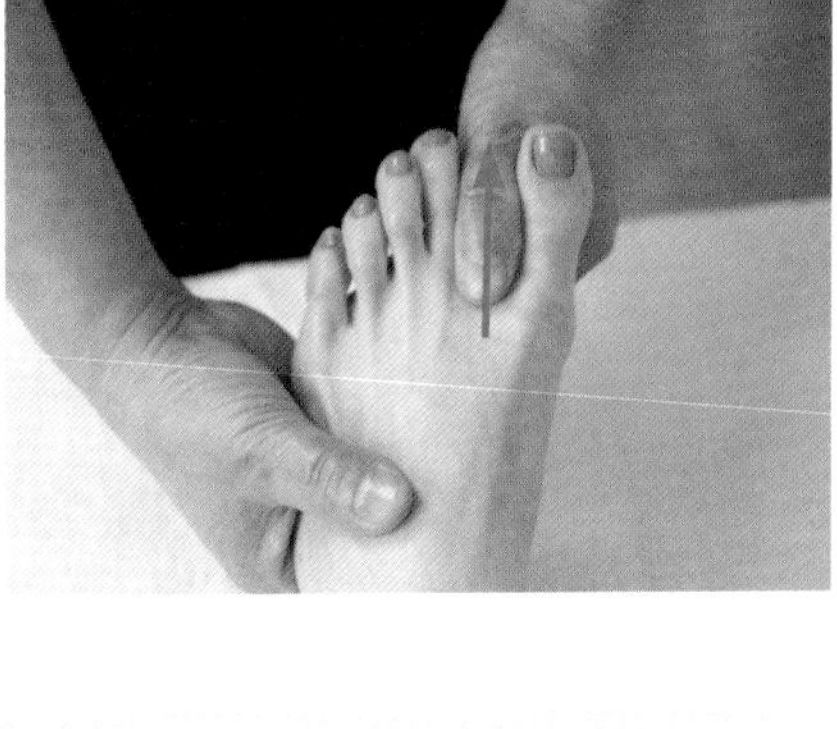

Step 12

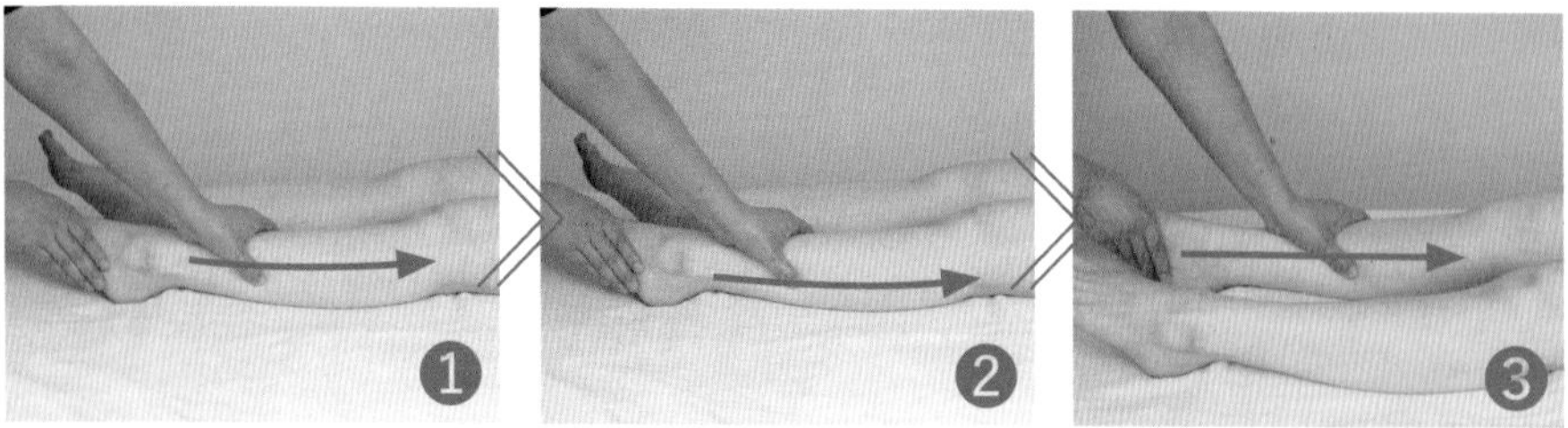

脛骨外側・内側のラインに圧をかけてすり上げる

親指の腹を使い足首からひざまで、心地よい圧をかけてすり上げます。外側くるぶし甲側❶と、くるぶしかかと側❷の２ライン、内側くるぶし中央からの骨のきわ❸を１ライン行います。
※❸は手技が見やすいように反対の足で行っています。

Step 13

足裏を押す

足裏全体に小さな人文字を書くように、まんべんなく親指の腹で押しながらすべらせます。

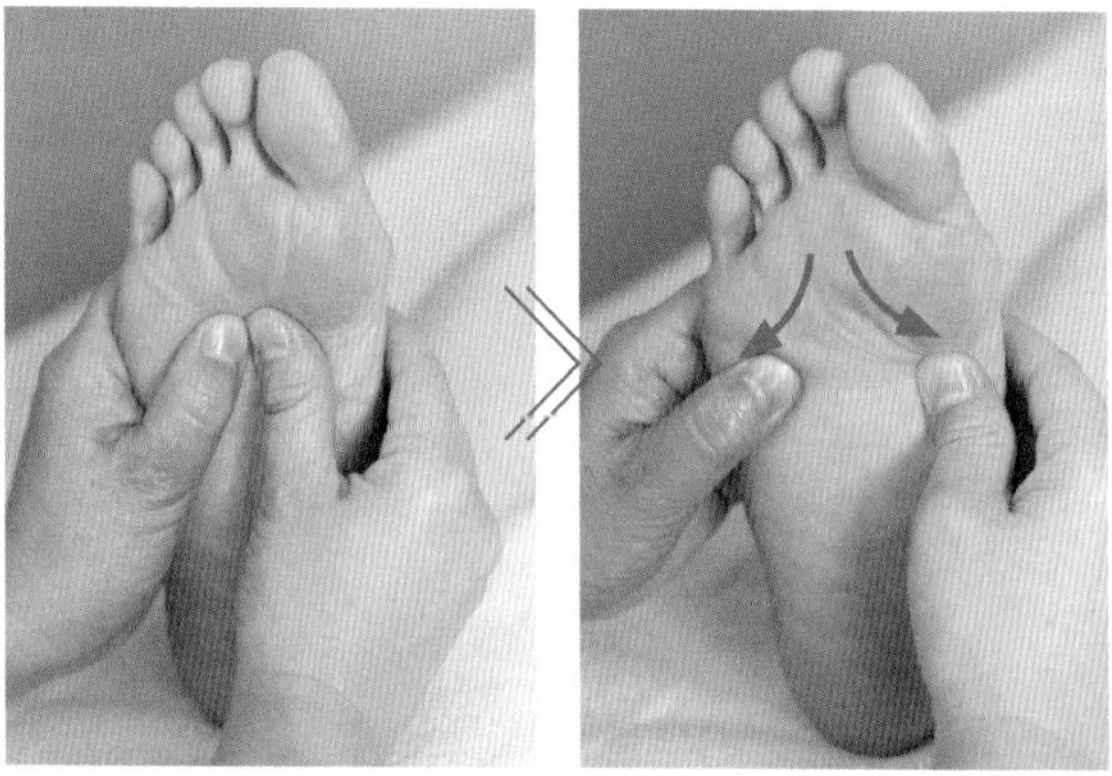

Part 3

日々の暮らしの中での足ケア

足ケアは特別なものではありません。
日々の暮らしの中でケアを心がけることが
健康につながります。
生活の中で生きる
足ケアのヒントをまとめました。

1 生活シーン別&朝昼夜の足ケア

生活シーン別の足ケア、起きてから寝るまでの足ケアについてさまざまなヒントを盛り込みました。楽しみながら健康づくりを！

生活シーン別 足ケアのヒント

運動

スポーツのあとはオイルでマッサージ

ジョギングやウォーキングなどで足に疲れを感じたときは、筋肉疲労をやわらげるスイートマジョラムや、筋肉痛を鎮めたり、血行を促進する効果のあるローズマリーのアロマトリートメントオイルでのマッサージがおすすめ。その日のうちに疲れをとる対策をしましょう。

このオイルは、テニスなどでひじに痛みを感じたりする場合にも使えますので、スポーツをする人は、常備しておくと安心です。

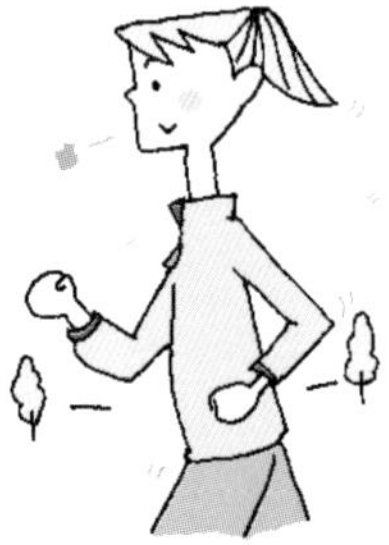

睡眠

枕元にリラックス効果のあるアロマ精油を

リラックス・鎮静効果のあるラベンダー&オレンジなどの精油をティッシュに数滴しみ込ませ、枕元において寝るのもおすすめ。ストレスや緊張をやわらげ、副交感神経を優位にして眠りに誘います。

また、睡眠不足は足のむくみの原因にもなります。眠りたいのに眠れないときは、不眠のツボ（P72）押しを試してみてください。

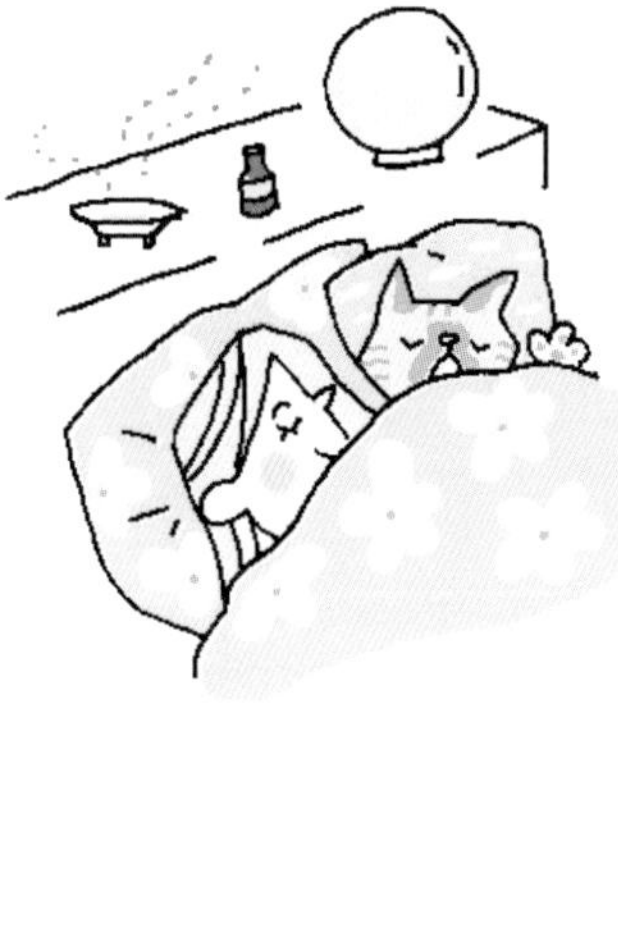

飲食

マッサージのあとにはハーブティー

マッサージを行うと代謝がよくなるので、足ケアのあとには水分補給が必須。そんなときには、ハーブティーがぴったりです。気になる症状に合わせたハーブティーを選ぶと、一石二鳥です！

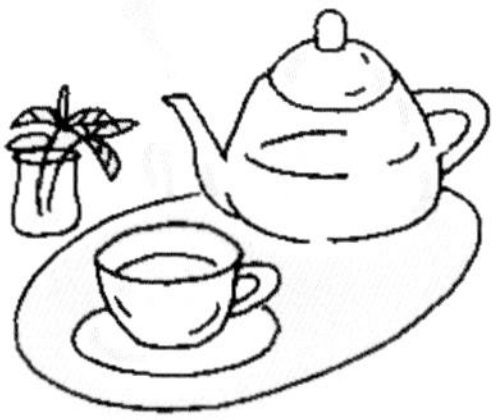

効能別 おすすめハーブティー	
むくみを感じる	レモングラス・スギナ（利尿）
冷えが気になる	ルイボス（循環不良の調整）・エルダーフラワー・ペパーミント（冷え改善）
疲れを感じる	ハイビスカス（肉体疲労回復）
リラックスしたい	レモンバーム・ジャーマンカモミール（鎮静）
治りにくい傷がある	エキナセア（免疫アップ）
肌の調子が気になる	ローズヒップ（ビタミンC）・ダンデライオン（腸内環境改善）
生理痛	ラズベリーリーフ（鎮静）

食事や調味料にもデトックス効果のあるハーブを

ハーブには、❶〜❸のようなデトックス効果もあります。

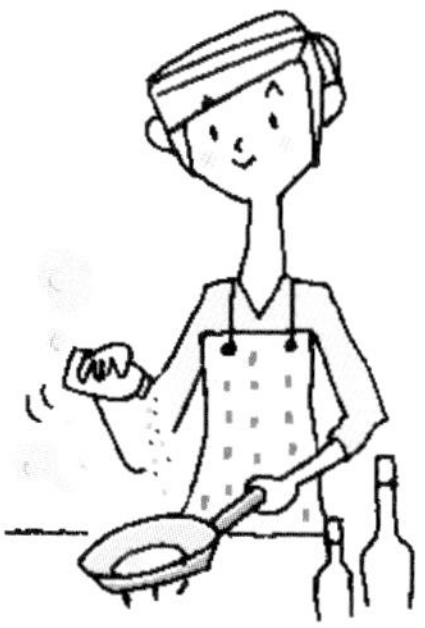

❶ 体の熱を上げてデトックス：代謝を促し、老廃物を燃焼
→サフラン、シナモン、ジンジャー、ルイボス など

❷ 排泄を促してデトックス：老廃物を尿や便として排出
→ダンデライオン、スイートフェンネル、ローズヒップ など

❸ 発汗を促してデトックス：冷えやむくみの原因の水分を排出
→ジャーマンカモミール、エルダーフラワー、リンデン など

足のむくみや冷えなどが気になるとき、ハーブを食事にとり入れてみたり、調味料に加えてみたりするのもおすすめです。

入浴

入浴剤にもこだわったお風呂は、足の疲れをとるのにぴったり

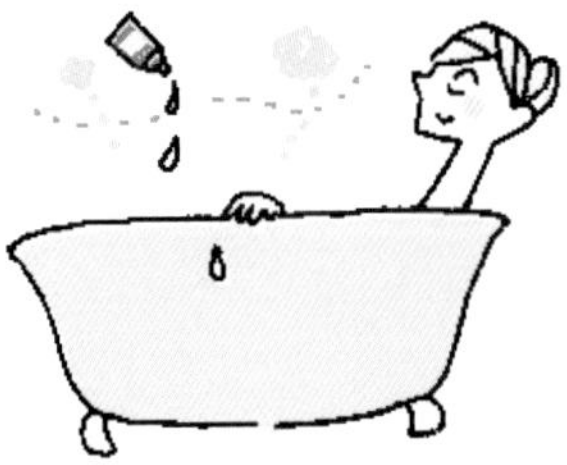

シャワーだけでなく、きちんと浴槽に湯を張って入浴することは、疲労感を解消し、血流の改善につながります。荷物をいつも同じ側の肩や手で持っている、足を組むことが多い、横向きに寝ているといった生活習慣は、体の左右のバランスをくずしてゆがみを引き起こし、足腰にも影響を与えてしまいます。
アロマを使った入浴剤でゆっくり入浴し、足や全身の筋肉をほぐして疲れをとりましょう。手軽に作れるバスソルトは体をじっくりあたためてくれます。リラックスしたいときにはラベンダーなど、ホルモンバランスをととのえて美肌をめざすならゼラニウムなどの精油を選んで。
入浴後の足ケアもおすすめです。

FOOT BATH

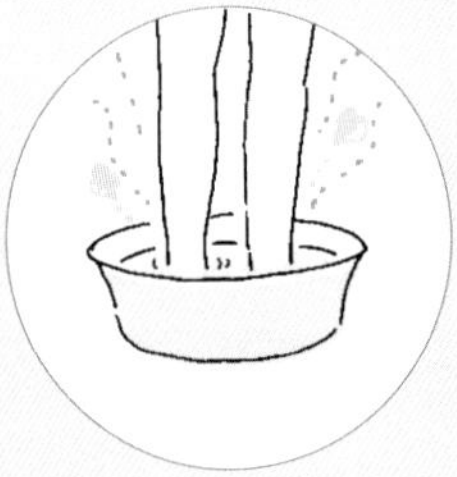

足浴も効果大！

すぐに入浴できないとき、冷えを手早くとりたいときは、足浴も効果大。湯を張った洗面器に精油を1～3滴たらし、10分程度足をつけるだけでもポカポカに。血行がよくなり、足だけでなく、全身があたたまります。

BATH SOLT

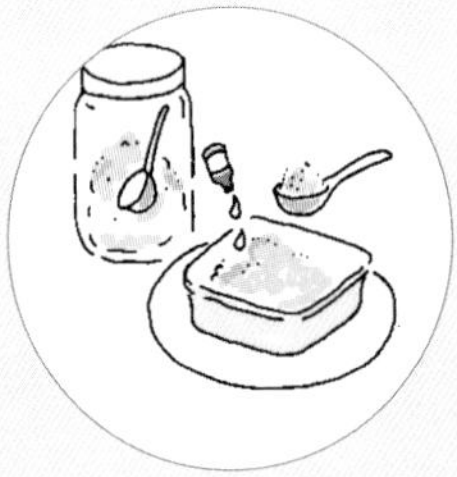

手作りのバスソルトも

天然塩にお気に入りの精油を加えれば、簡単にバスソルトができます。天然塩のミネラルで肌が元気になり、血行促進効果も期待できます。

バスソルトの作り方

30～50gの天然塩に好みの精油を3～5滴加え、よくまぜてバスタブに入れる。バスソルトは保存がきくので、多めに作って密閉容器に入れておくと便利。

朝・昼・夜 足ケアのヒント

朝

足ケアですっきり目覚める

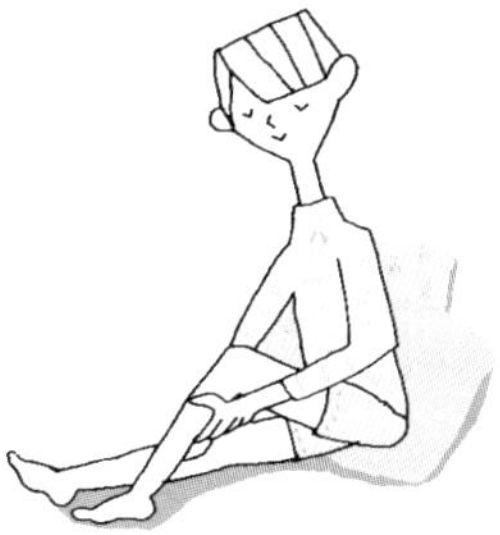

忙しい朝は手軽にできるマッサージがおすすめ。寝起きに足が重いと感じたら、ふくらはぎから下をリズミカルに圧迫するようにふれるだけで、足が元気になるでしょう。軽快な気分で１日をスタートできますよ（P62「経脈のラインたたき」も参照）。

昼

座っている時間が長いなら、ときどき足ケアを

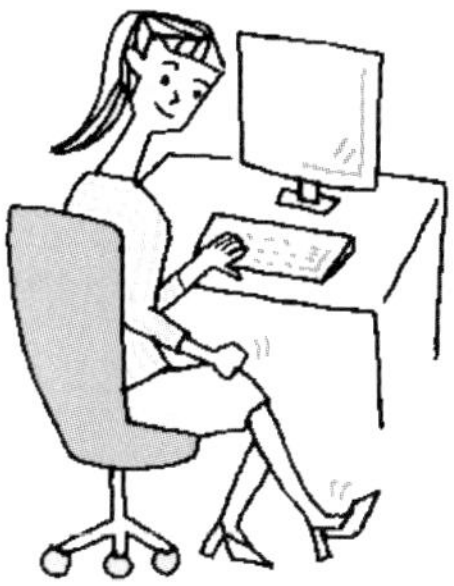

座りっぱなしになりやすい日中も、ときどき立ち上がって歩いたり、座ったまま足首を回してみましょう。
ひざの上部や、太ももの外側を軽くたたいてみるのも、血流をよくするのに効果的（P63 参照）。冷房による体の冷えは、足のむくみにつながります。足ケアを活用して、いつもすっきりした足でいられるようにしたいものです。

夜

好きな香りと足ケアで心地よい眠り

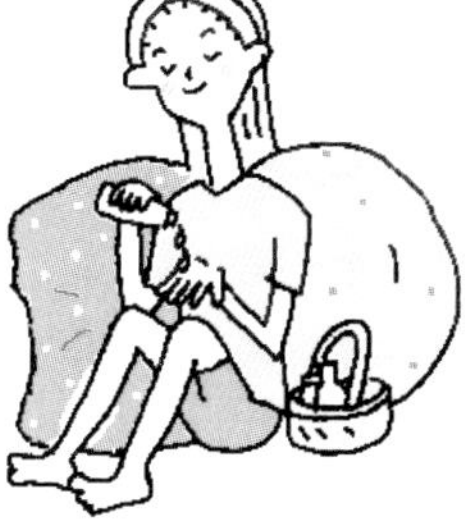

ラベンダー＆オレンジなどの精油がリラックス感を高めてくれます。１日の終わりには、緊張をやわらげるアロマトリートメントオイルを使った足ケアで安眠を誘いましょう。
また、夜に限らず、日常のあらゆるシーンで、そのときどきに合わせてオイルあり／なしマッサージを使い分けるのもひとつの方法です。

2

症状別 足ケアのためのアロマブレンドオイル

精油は単体でも使えますが、ブレンドすると、効果も香りも広がります。ブレンドオイルで心と体の両面から働きかけましょう（P18～19とP74～77参照）。

足のむくみ

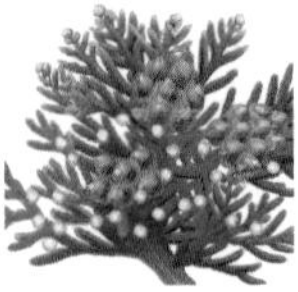
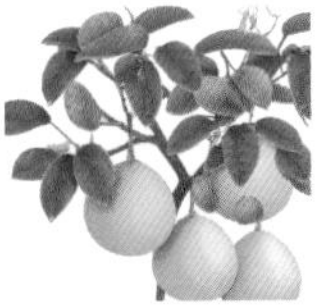

・サイプレス（P74）＋グレープフルーツ（P75）

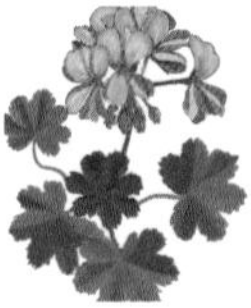
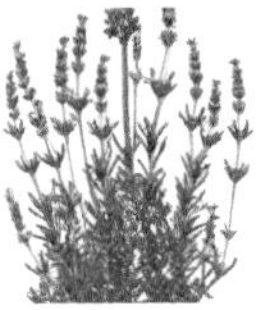

・ゼラニウム（P75）＋ラベンダー（P76）

立ち仕事や座りっぱなしで足がむくんだ……そんな1日の終わりにリンパの流れをよくする精油で余分な水分を排出しましょう。足のむくみにおすすめのブレンドです。

ひざの痛み

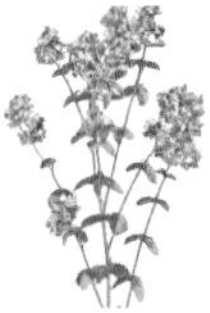
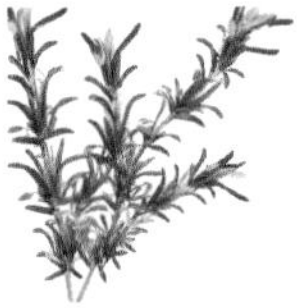

・スイートマジョラム（P75）＋ローズマリー（P75）

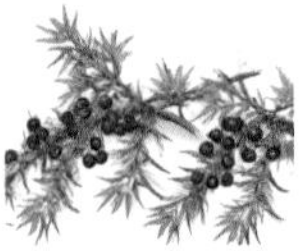
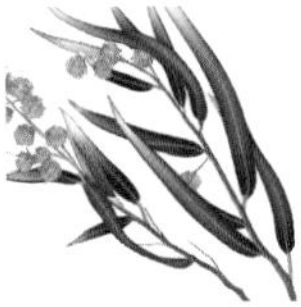

・ジュニパー（P74）＋ユーカリ（P76）

たくさん歩いたときや、寒い日にひざが冷えて痛んだときなど、血行を促し、筋肉や関節への負担軽減を助けるブレンドです。

足の疲れ

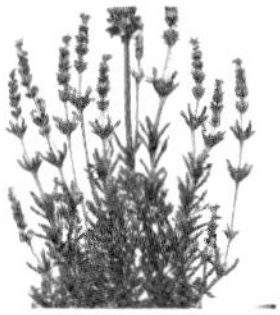
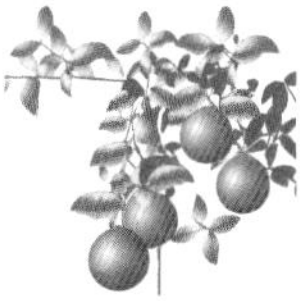

・ラベンダー（P76）＋ スイートオレンジ（P75）

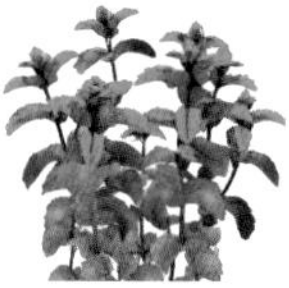
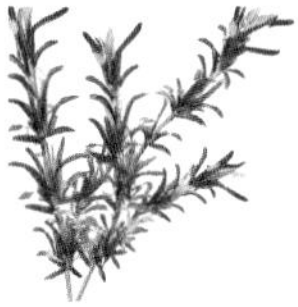

・ペパーミント（P76）＋ ローズマリー（P75）

忙しく歩き回るなどして足を酷使したときは、全身の疲れもまたっているものです。心身ともに疲れをとる精油を使うと足ケアマッサージの効果もアップします。

足の乾燥

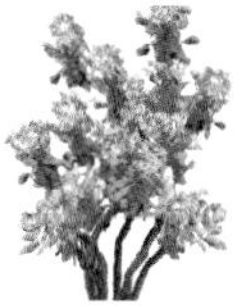
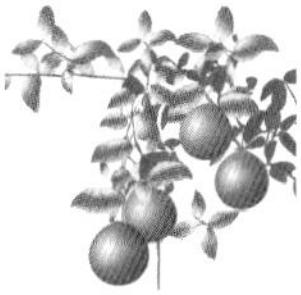

・フランキンセンス（P76）＋ スイートオレンジ（P75）

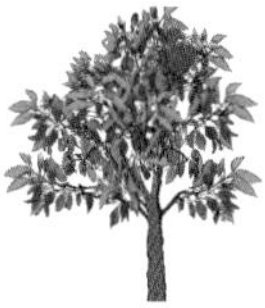
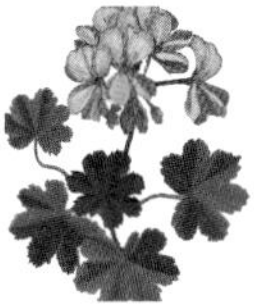

・サンダルウッド（P74）＋ ゼラニウム（P75）

日ごろのスキンケアに。また、乾燥が激しくなる冬場のスペシャルケアにも。保湿作用、皮膚の再生作用に優れた精油がおすすめです。

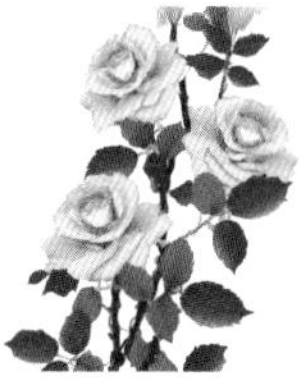

ローズ（p76）

スキンケアでもおなじみのローズなら、ブレンドしなくても OK！高価な精油でもあるローズの場合、植物油に対して 1％は多いので、少量で。キャリアオイル 30 mℓに対してローズ 1 滴を目安に。

※ 精油をブレンドする場合は、お好みの割合でまぜてください。

Study about the sole

足裏についての学問 ～リフレクソロジーの基礎知識～

足裏には体の各部位の状態が「反射」されているという考え方が「リフレクソロジー」です。

リフレクソロジーって何？

「リフレクソロジー（Reflexology）」とは、直訳すると「Reflex（反射）+logy（学問）」、つまり、「反射学」「反射理論」という意味。足部にはゾーン理論（次ページ）にもとづき、臓器や各部位の様子が反射されているという考え方です。

歴史を振り返っても、太古の昔から足をケアすることは健康に至る道であることが知られていました。その歴史は、古代エジプト時代にまでさかのぼり、紀元前2200年ごろの壁画には、医者が人の足の裏を押す姿が描かれています。

ゾーン理論が体系づけられると、ユーニス・イングハム女史がリフレクソロジーという分野を確立しました。1938年に出版された『足は語る』は、現在における足の反射療法の原点と言われています。

リフレクソロジーの効果

日常生活の中で簡単に行えるリフレクソロジーには、主に4つの効果があります。

1. 緊張をやわらげる
2. 血行がよくなる
3. 呼吸をスムーズにする
4. ストレスから解放し、ホメオスタシス（恒常性＝体が本来持っている「よくなろう」とする働き）をととのえる

「ゾーン理論」とは

体を縦（垂直）に 10 本、横（水平）に 4 つのゾーンに分け、同じゾーン内の部位は互いに影響を与え合うという考え方。

つまり、ある部位が悪くなれば同じゾーン内の別の部位（反射部位）にも不調があらわれ、逆に、ある部位に適切な刺激を与えると同ゾーンの部位にもよい影響が出るということになります。

1900 年代の初頭に、アメリカ人医師ウィリアム・フィッツジェラルド博士により考案され発展した理論。

垂直ゾーンと水平ゾーン

同じ色のところが同じゾーンで、互いに影響を与え合います。

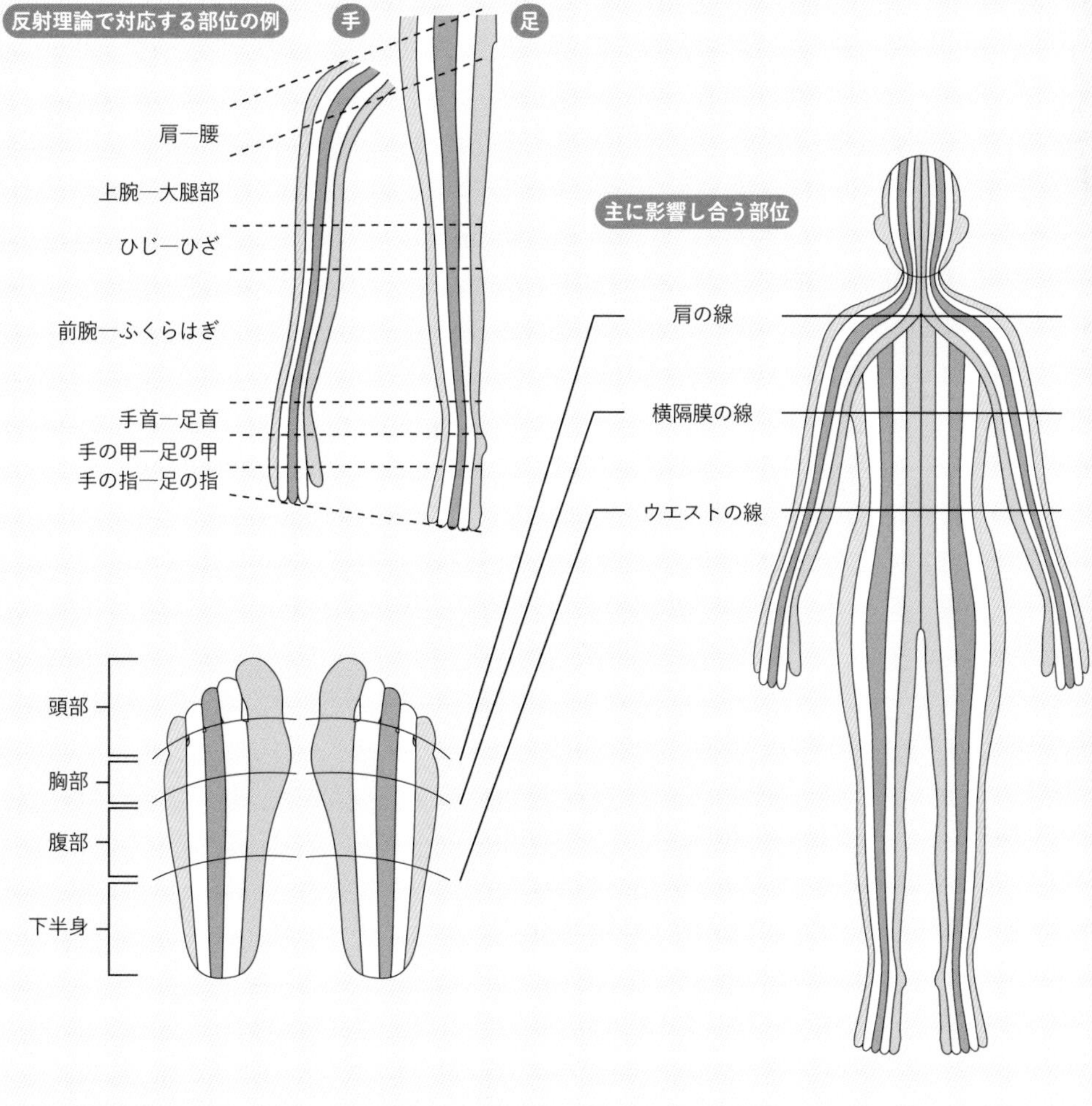

Feet reflect the condition of the whole body

足は全身のコンディションを映す
～足の反射区について～

足のあちこちのスポットは、体の各部位に対応しています。

足の反射区を刺激する療法

足の反射ポイントは無数にあり、それらは針のような小さな点として存在すると考えられています。

反射ポイントをさわったとき、ゴロゴロとした感触があるのは滞りがあるということ。そこに適切な圧をかけてふれていくと、その感触は分解されて消えていきます。すると、足から同じゾーン内の部位にも影響があらわれ、結果的に体全体のバランスをとることにつながるのです。

ゾーン理論にもとづき、内臓や体の各部位と対応する足の部位を刺激すると、不調が軽快するというのがリフレクソロジーの考え方。その部位は体の各部位や臓器の様子を反射することから「反射区」と呼ばれています。

足の甲側にある反射区

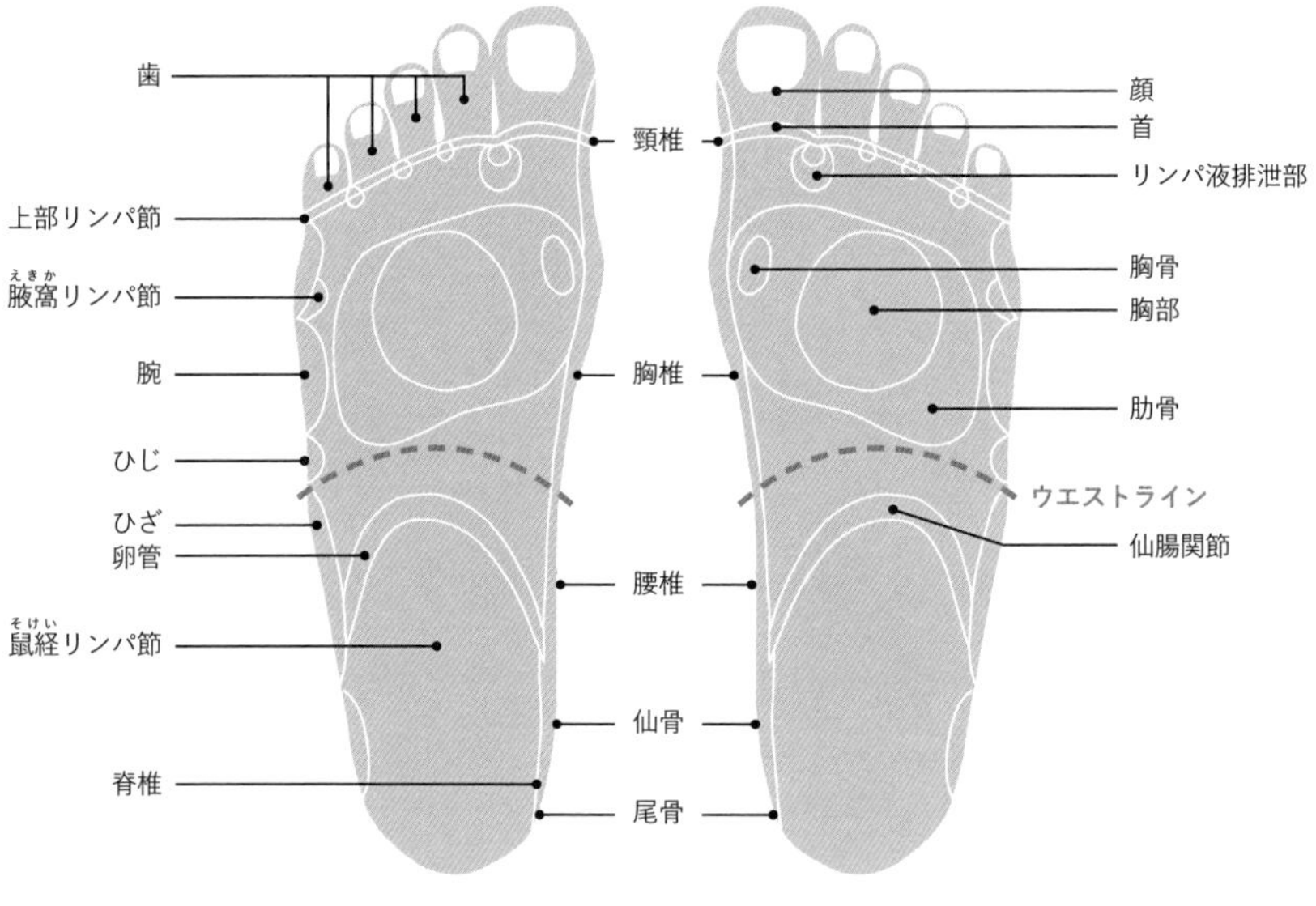

足裏にある反射区

大まかに、足指側は頭部、かかと側は下半身の方に対応していて、全身の反射区が存在する。

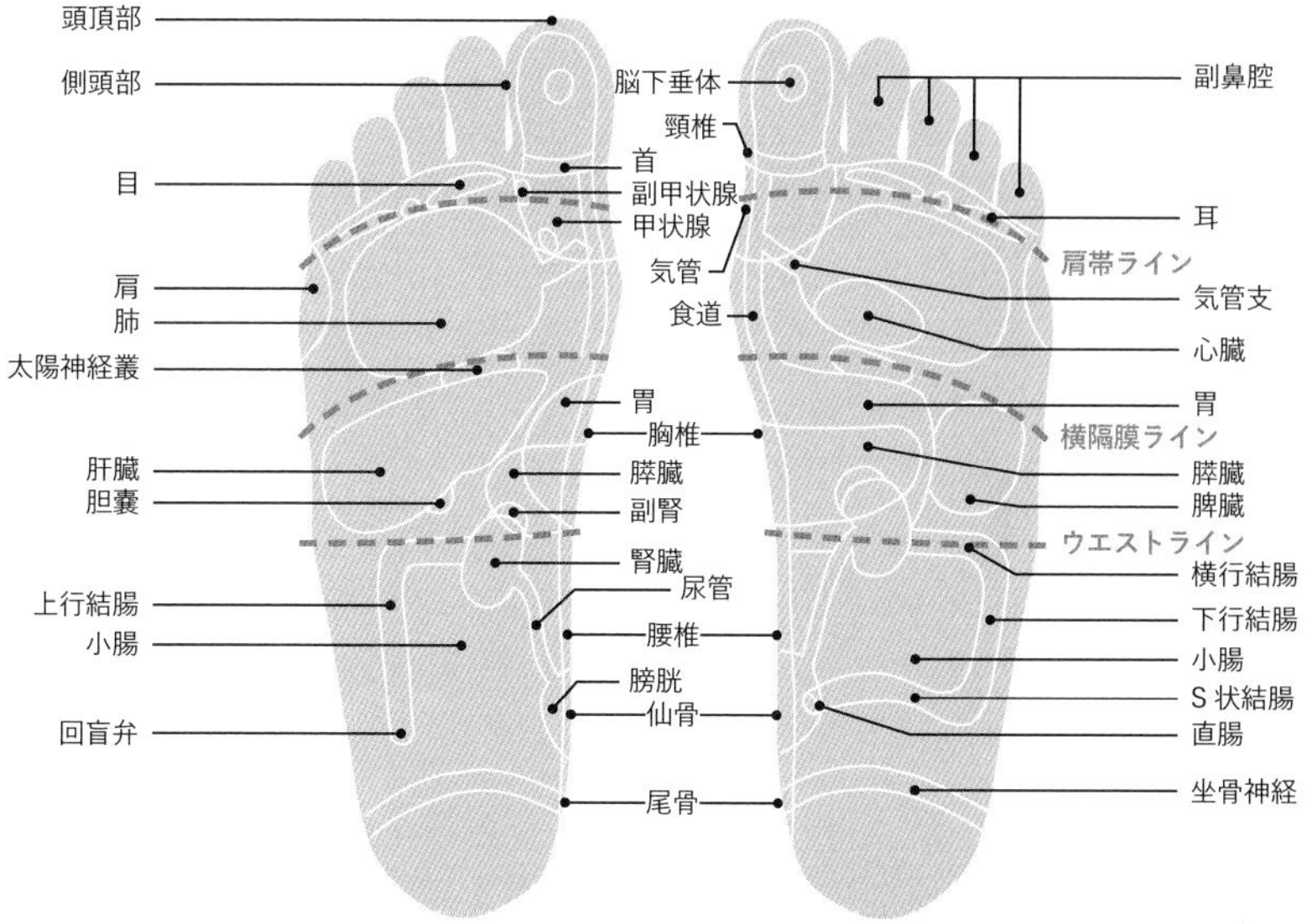

主な不調と関連する反射区

不調	反射区	不調	反射区
アレルギー	症状のある反射区、副腎、生殖器、脳下垂体	坐骨神経痛	坐骨神経、脊椎下部、仙腸関節、骨盤部の筋肉、臀部、ひざ
うつ	内分泌腺（脳下垂体、副腎など）、太陽神経叢、頭部	消化不良	胃、腸、太陽神経叢、横隔膜
肩こり	肩、首、脊椎、太陽神経叢	せき	気管、気管支、肺、上部リンパ節
花粉症	副鼻腔、目、のど、鼻、副腎、頭部	テニスひじ	ひじ、ひざ、腕、肩、首
感染症	症状のある反射区、リンパ系、脾臓、副腎、肝臓、腎臓、脳下垂体	糖尿病	膵臓、脳下垂体、甲状腺、肝臓、副腎
拒食症	胃、太陽神経叢、脳下垂体、甲状腺、副腎、生殖器	鼻炎	副鼻腔、頭部、脊椎、耳、副腎
首こり	首、頸椎、肩、腕、頭部、目、太陽神経叢	皮膚疾患	腎臓、甲状腺、生殖器、副腎、脳下垂体
月経関連	症状のある反射区、卵巣、卵管、子宮、脳下垂体、甲状腺、副腎、太陽神経叢	偏頭痛	頭部、首、副鼻腔、太陽神経叢、脊椎
高血圧	心臓、太陽神経叢、副腎、腎臓、頭部、目、肺、首、脊椎	便秘	結腸、肝臓、胆嚢、副腎、太陽神経叢、脊椎下部

上記のような不調がある場合、該当の反射区のケアを！
★足の外側、内側の反射区は次ページにあります

！足の外側＆内側にも反射区があります！

足に全身の反射区があることは解説しましたが、足の外側や内側にも、体の各部位と影響し合ういろいろな反射区があります。

不調部位がある場合、該当の反射区のケアをしてみましょう！

足の外側にある反射区

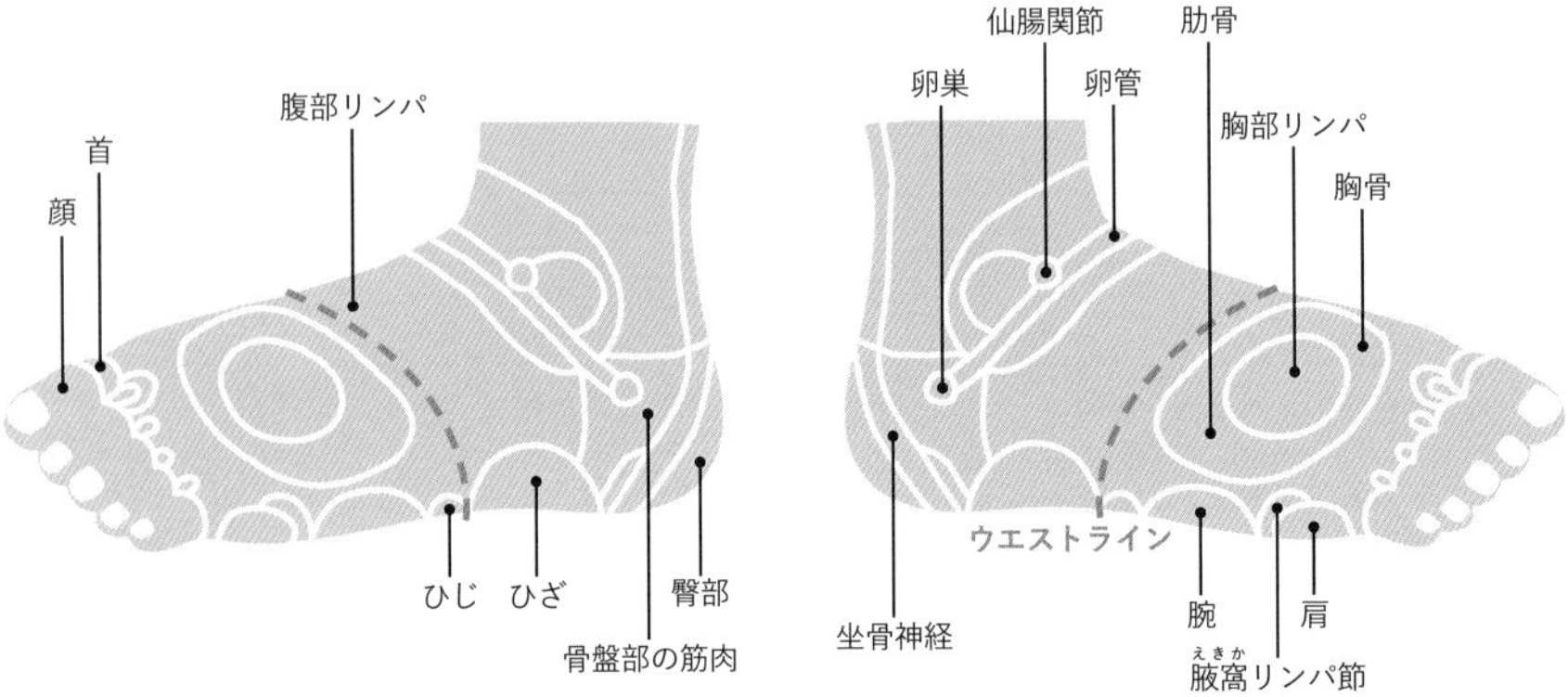

足の内側にある反射区

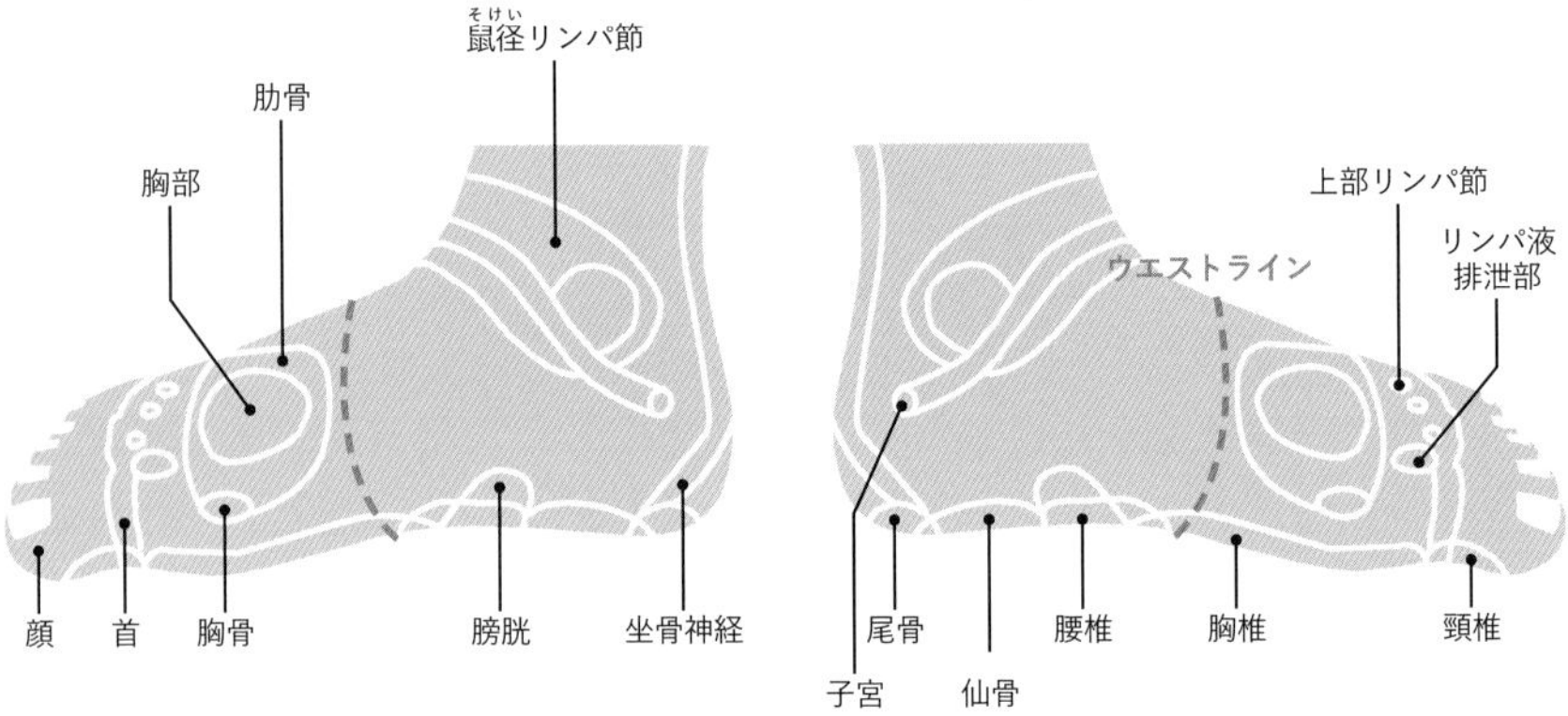

Part 4

症状別
不調を感じたときの
足ツボ押し

監修
和奏漢方堂院長 橋本和也

マッサージに加えて、知っておきたいのが
足のツボとその働き。
体の不調や気になる美容に効果があるツボを知り、
マッサージとダブルでケアを行いましょう！

1 足ツボとその働きについて

ツボを押すときの「気持ちよさ」に集中して。
神経が休まると、ツボの効果がさらに高まります。

東洋医学における ツボの考え方

全身には、精気が巡るいくつかのルート（経脈P63参照）がありますが、各経脈の要所で流れを調整しているのが「経穴」。すなわち「ツボ」と呼ばれるスポットです。ここの流れがよいと全身に精気が巡り、人間が本来持っている体の機能や自然治癒力が働くのです。

元気がないとき、「精をつける」といってスタミナがつく食事をとったりしますね。

実はこの「精」こそが、東洋医学におけるエネルギーのことなのです。

ただし、精（エネルギー）だけあっても、それが体内をうまく巡らないと健康に結びつきません。そこで、この精を動かすものが必要になってきます。

それが、呼吸などからとり入れる「気」であり、精が気に動かされて「精気」として全身を巡ることで元気な体になるのです。

アロマトリートメントオイルの使い方

マッサージ同様に、アロマトリートメントオイルを用いることでツボ押しの効果を高めることができます。ツボの上にオイルを数滴塗って、その上からツボを押すとよいでしょう。P64 ～ 73 ではそれぞれのツボと相性のいい精油を挙げていますが、好みに合わない場合は、心地よいと思える精油を選んでください。

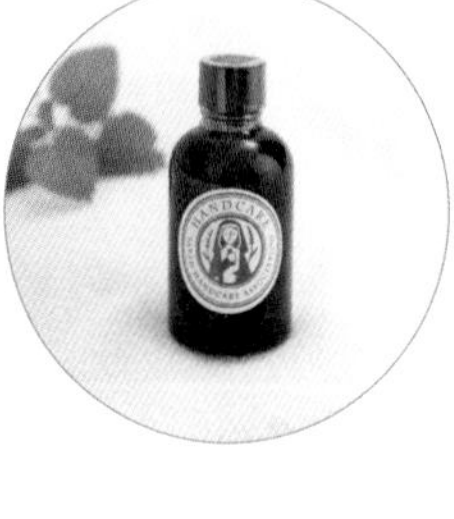

ツボの押し方

★足のマッサージを行ったあと、ツボを押すのがおすすめです
★指の腹を使い、指を沈めるようにじんわりと力を込めます
★自分にとって気持ちのよい強さを確認したら、目をつぶり、ゆっくりと息を吐きながら 10 ～ 15 秒程度ツボを押します
★ツボ押しは 1 日 3 ～ 5 回くらいがいいでしょう
★刺激しすぎると、ツボが疲弊して効果が下がることがあります

ツボ押し中は気持ちよさだけ感じて

ツボを押すときは、「気持ちいい」という感覚だけに集中することがポイントです。1 日一度でも考えることをやめ、感じることに集中することで、心身がリラックスし、ツボの効果も高まります。「明日の仕事どうしよう？」「今日の夕飯は何がいいかなー？」など考えながら行うのは避けましょう。

ツボの見つけ方

ツボの目印は、押したときに……
★心地よい痛みがあるところ
★ほてったり冷たくなったりしているところ
★皮膚がぴりぴりするところ など
基本的にツボは骨のそばにあります。特に、太い骨である足の骨から足首にかけては精がたまりやすく、この周辺にはたくさんの重要なツボが存在しています。

正確な足のツボの位置については、P58～59、64～73 にかけて掲載していますので、特定のツボに見当を付けたら、その近くの骨のきわをたどり、骨のつけ根やくぼみをさわって確認してみましょう。

足にはたくさんのツボが集まっているので、足の骨を刺激するだけでも骨にたまった精を動かし、精気の巡りがよくなることによって体の機能をととのえることができます（P61「足トントン運動」を参照）。

足は体をととのえるツボの宝庫

気になる不調に効くツボを押さえてすこやかな体をめざしましょう。

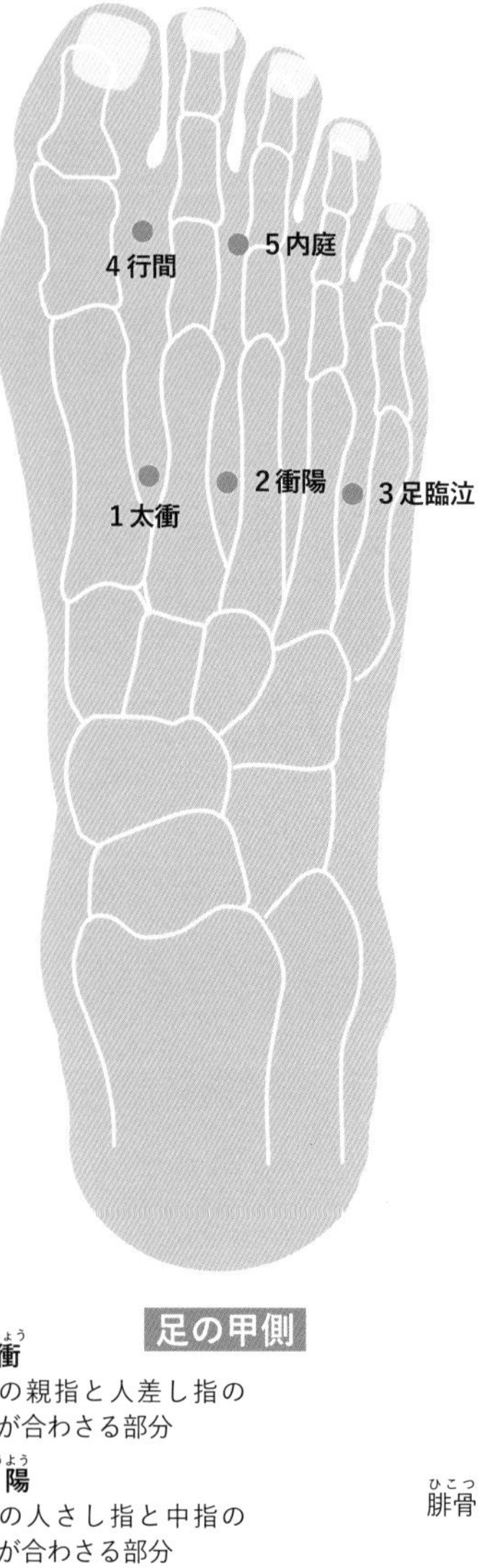

足の甲側

1 太衝《たいしょう》
足の親指と人差し指の骨が合わさる部分

2 衝陽《しょうよう》
足の人さし指と中指の骨が合わさる部分

3 足臨泣《あしりんきゅう》
足の小指と薬指の骨が合わさる部分

4 行間《こうかん》
足の親指と人さし指の股の部分（親指寄り）

5 内庭《ないてい》
足の人さし指と中指の股の部分

9 崑崙《こんろん》
外くるぶしとアキレス腱の間のくぼみ

15 陽陵泉《ようりょうせん》
足の外側の出っぱった骨（腓骨）の前下

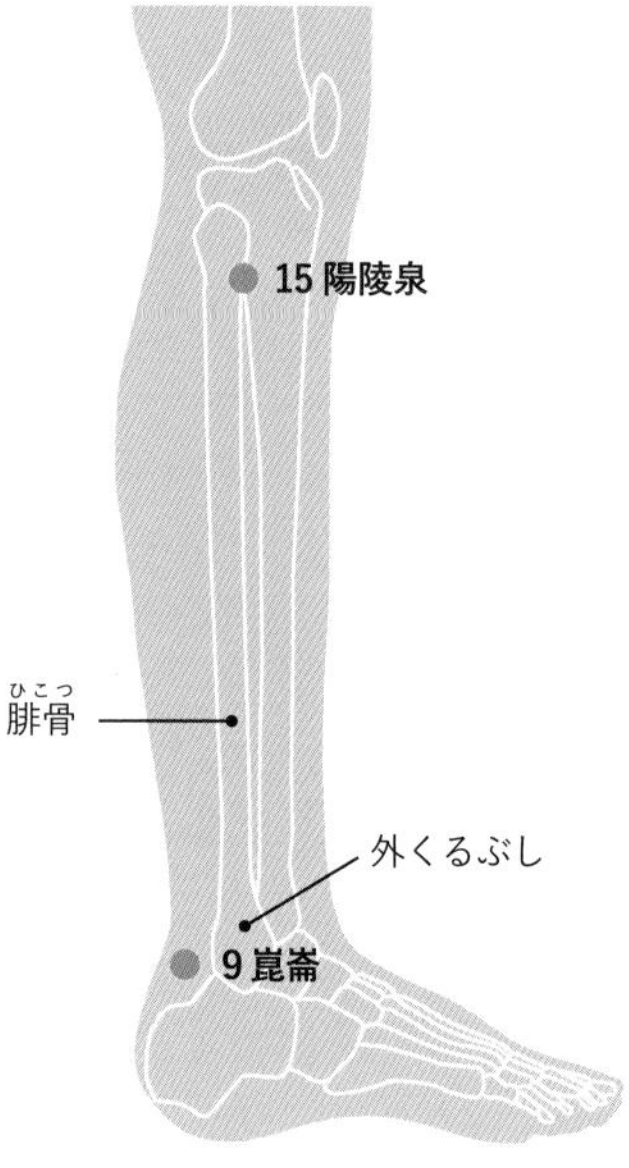

足の外側

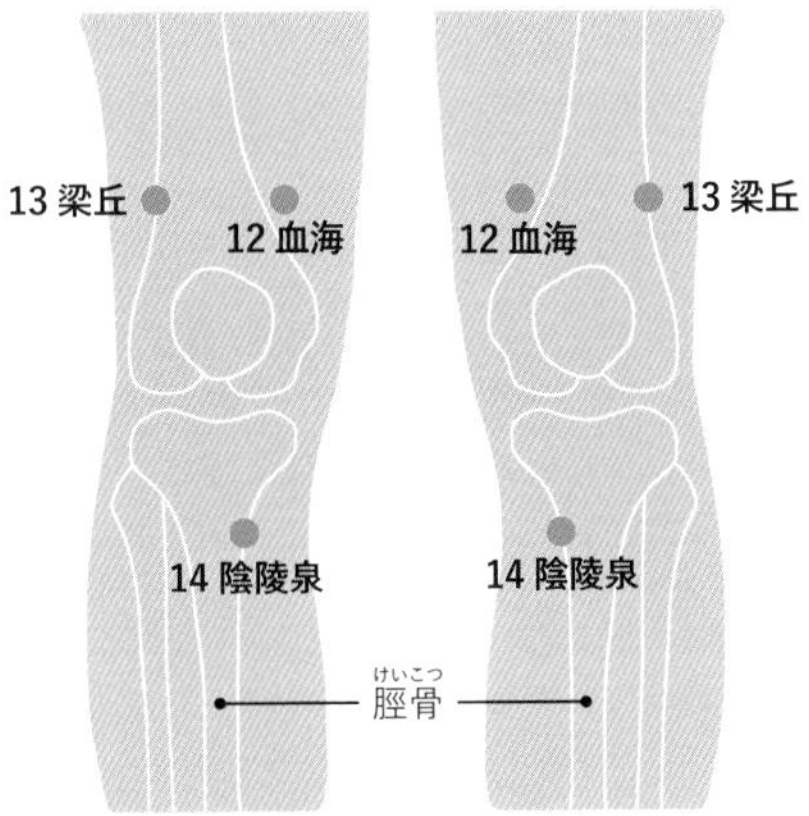

ひざの前面

12 血海《けっかい》
ひざのお皿の内側から
指 3 本分上

13 梁丘《りょうきゅう》
ひざのお皿の外側から
指 3 本分上

14 陰陵泉《いんりょうせん》
脛骨のきわを下からさ
すり止まる部分

8 太谿《たいけい》
内くるぶしとアキレス
腱の間のくぼみ

10 三陰交《さんいんこう》
内くるぶしの一番高い
ところから指 4 本分上
がった骨のきわ

11 水泉《すいせん》
内くるぶしとアキレス
腱の間を下に向かって
さすり、止まる部分

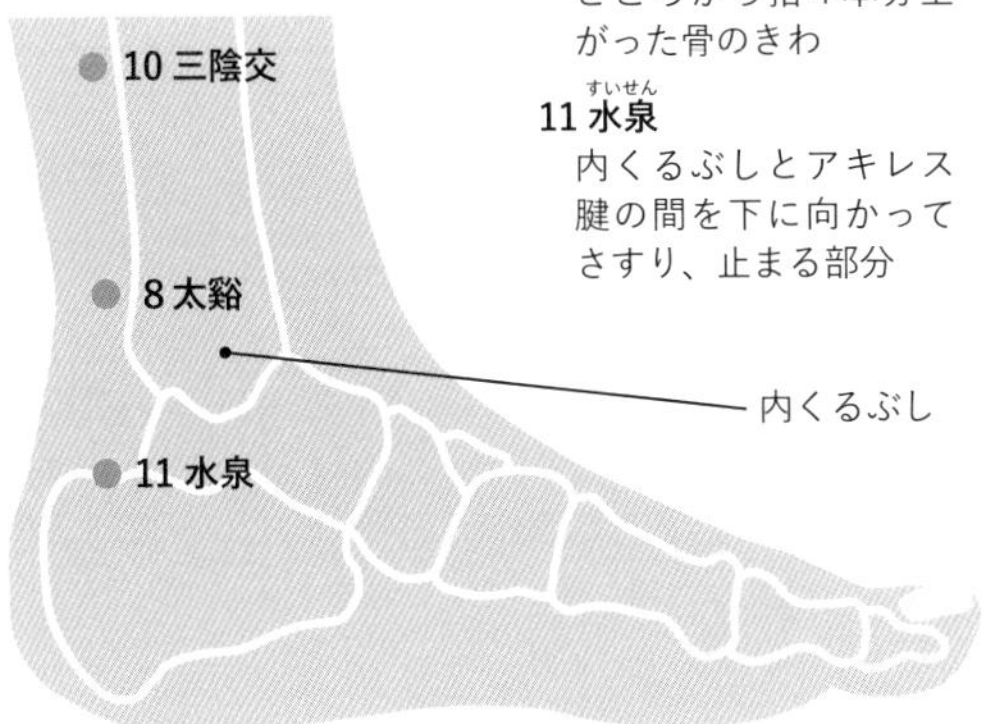

足の内側

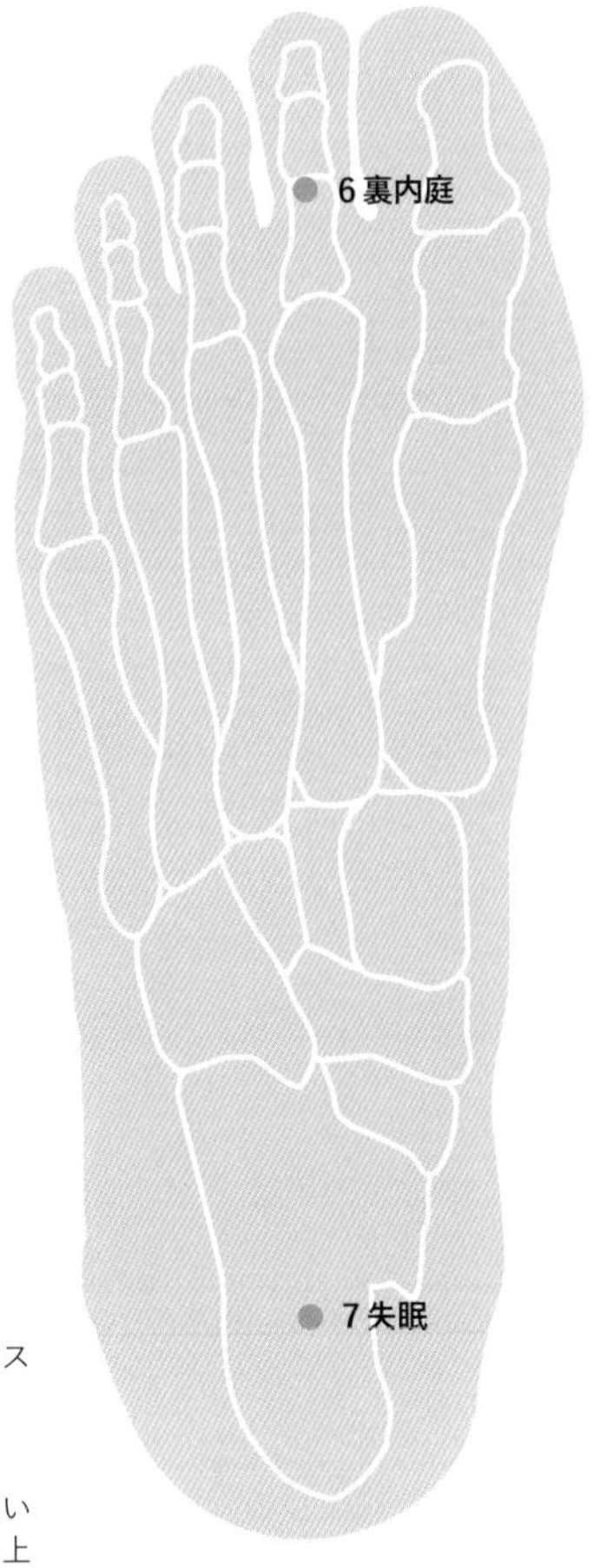

足の裏側

6 裏内庭《うらないてい》
足裏の人さし指の付け
根部分

7 失眠《しつみん》
足裏のかかとの真ん中
部分

2

足ツボを押す前に 効果アップ！エクササイズ

足ツボ押しをはじめる前におすすめの体操です。
精気や血液、リンパの巡りをよくし、手軽に効果を上げられます。

鼠径部《そけいぶ》たたき

鼠径部とは、左右の太もものつけ根の部分。この鼠径部にはリンパ節があり、刺激を与えることでリンパの流れがよくなると、足全体の精気の巡りもよくなります。

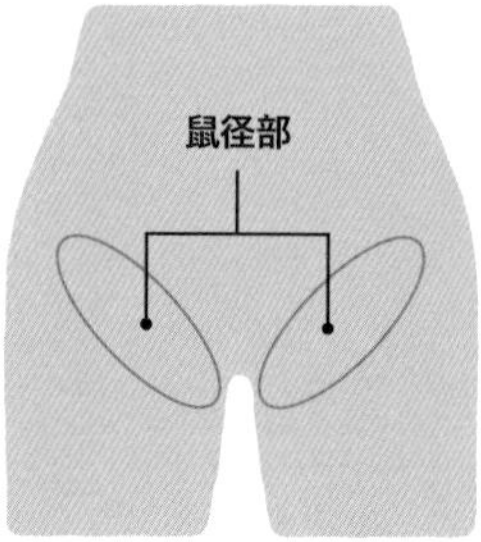

椅子に座り、背もたれに背をもたせかけ、鼠径部を 10 秒ほど軽くたたきます。

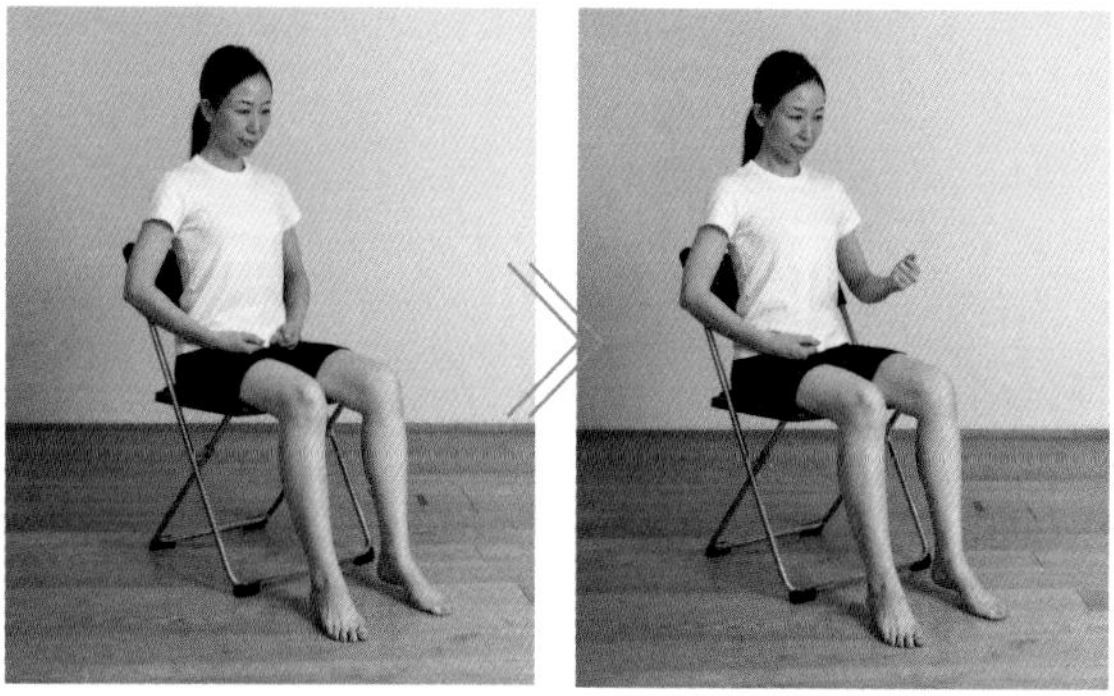

壁押しストレッチ

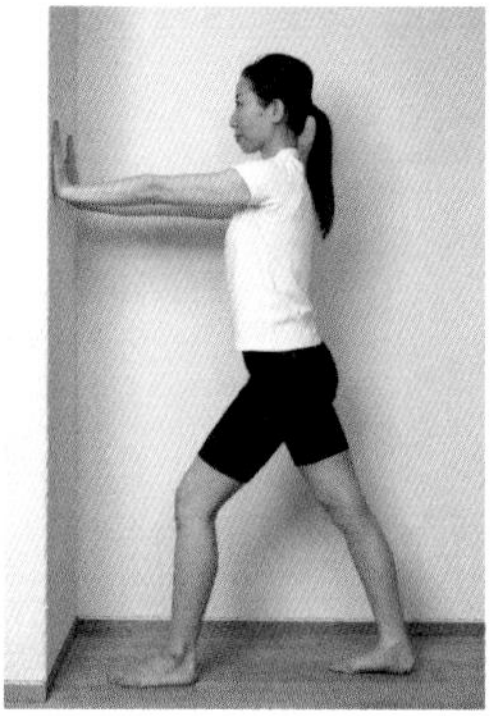

壁に向かって立ち、つま先がまっすぐになるように、片足を後ろに引きます。息を吐きながら壁を10秒ぐらい押します。このとき、壁を強く押そうと意識することで、よりふくらはぎの後ろが伸びます。体の背面を通る膀胱経脈（P63）に刺激を与え、背面の精気の巡りをよくします。肩、首のこりや腰痛のある人におすすめです。

ツボ押し前のエクササイズで効果アップ！

足トントン運動

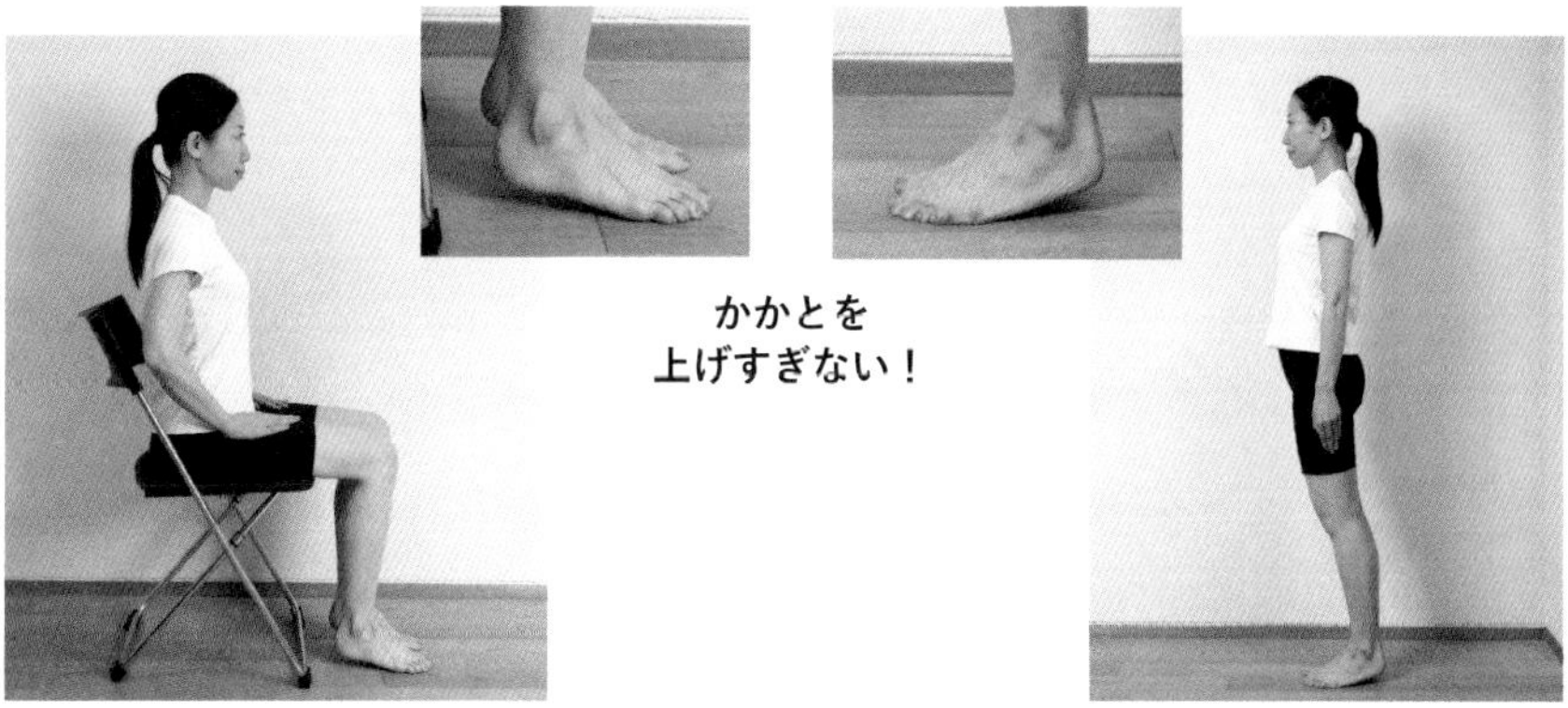

座って

いすに座り、息を吐きながら、かかとを軽く上下させます。いわゆる“貧乏ゆすり”の動きです。かかとから骨に振動が伝わることで骨の中の精に刺激を与え、精気が巡ります。体がだるいとき、10回程度行うだけでもすっきりします！

立って

まっすぐ立ち、息を吐きながらかかとを軽く上下させます。体全体の動きなので、振動が頭部の骨まで伝わり、さらに効果的です。よろめかないように、壁などに片手をつくと安心。

「経脈」のエクササイズは次ページ！

経脈に注目したエクササイズ

ひざ下を立てに走る６本の経脈（六経脈）に着目した体操。

経脈のラインたたき

ひざ下の６本の経脈それぞれに沿って軽く 10 秒ほどたたくと、それぞれの経脈が関連する働きを高められます。６本すべての経脈を刺激すると、体全体の精気の巡りを高めることができます。

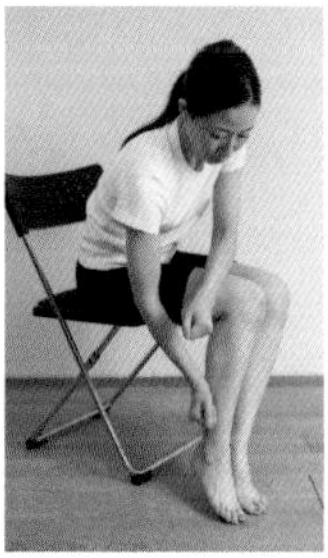

胃経脈と胆経脈は足を下ろした方がたたきやすい。

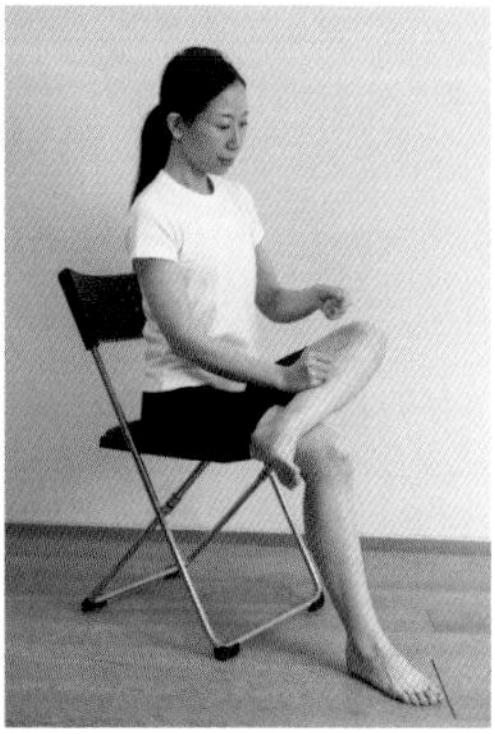

経脈のライン たたく位置＆効果

実際の経脈は複雑に入り組んでいて（左ページ参照)、正確にたたくことは難しいので、ここでは簡易版のライン位置を表示します。

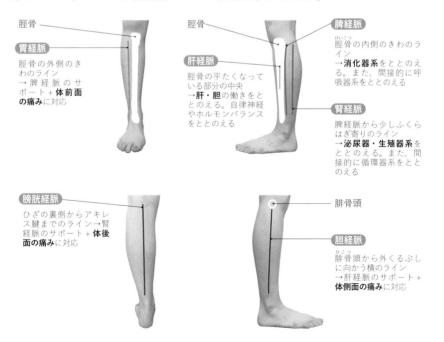

脛骨の外側のきわのライン
→脾経脈のサポート＋**体前面の痛み**に対応

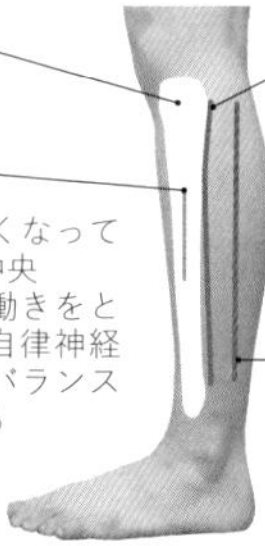

脛骨
肝経脈
脛骨の平たくなっている部分の中央
→**肝・胆**の働きをととのえる。自律神経やホルモンバランスをととのえる
脾経脈
脛骨《けいこつ》の内側のきわのライン
→**消化器系**をととのえる。また、間接的に呼吸器系をととのえる
腎経脈
脾経脈から少しふくらはぎ寄りのライン
→**泌尿器・生殖器系**をととのえる。また、間接的に循環器系をととのえる

膀胱経脈
ひざの裏側からアキレス腱までのライン→腎経脈のサポート＋**体後面の痛み**に対応

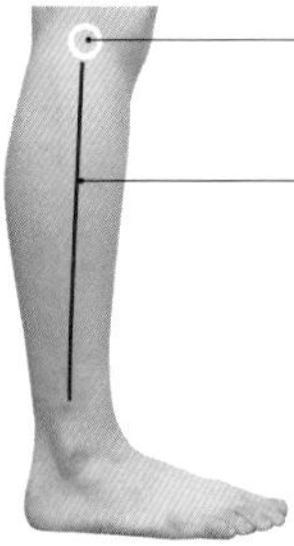

脛骨

腓骨頭

腓骨《ひこつ》頭から外くるぶしに向かう横のライン
→肝経脈のサポート＋**体側面の痛み**に対応

経脈上のポイントたたき

ひざ上部のツボ（血海《けっかい》、梁丘《りょうきゅう》）や、太ももの横の部分（胆経脈のライン）を軽く 10 秒ほどたたいてみましょう。血流がよくなるので、体全体を活性化することができます。

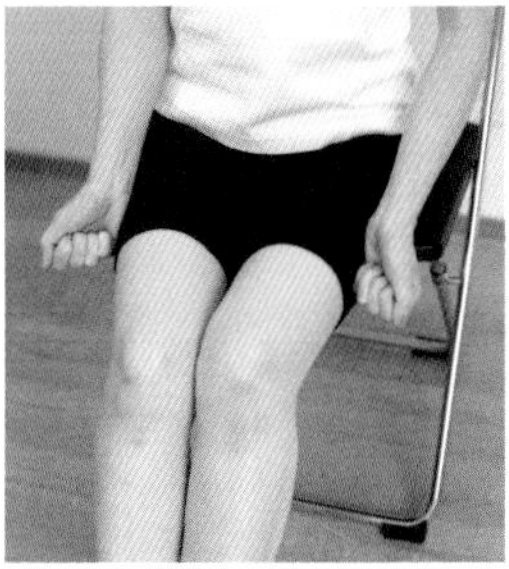

太ももの外側をたたく

外側から軽く 10 秒ほどたたく。

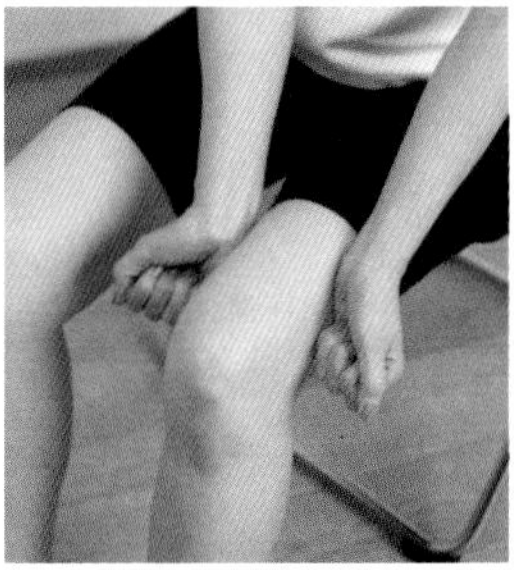

ひざの上部をたたく

両横から軽く 10 秒ほどたたく。

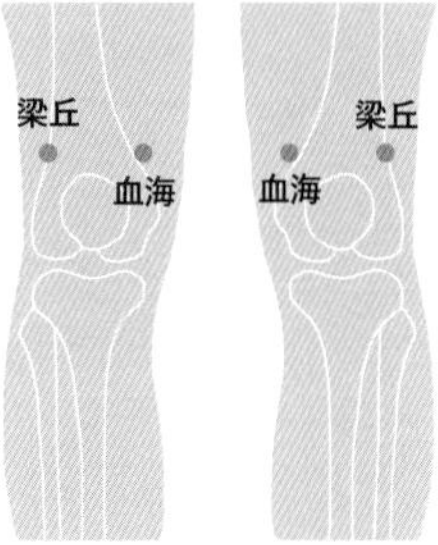

［ ひざ前面 ］

血海　膝のお皿の内側から指 3 本分上

梁丘　膝のお皿の外側から指 3 本分上

ツボとツボをつなぐ経脈

経脈はツボとツボをつなぐ連絡網のようなもの。
体全体を網の目のように走っていて、精気が流れるルートになっています。
下図は、足を走る六経脈の詳細な位置を示しています。

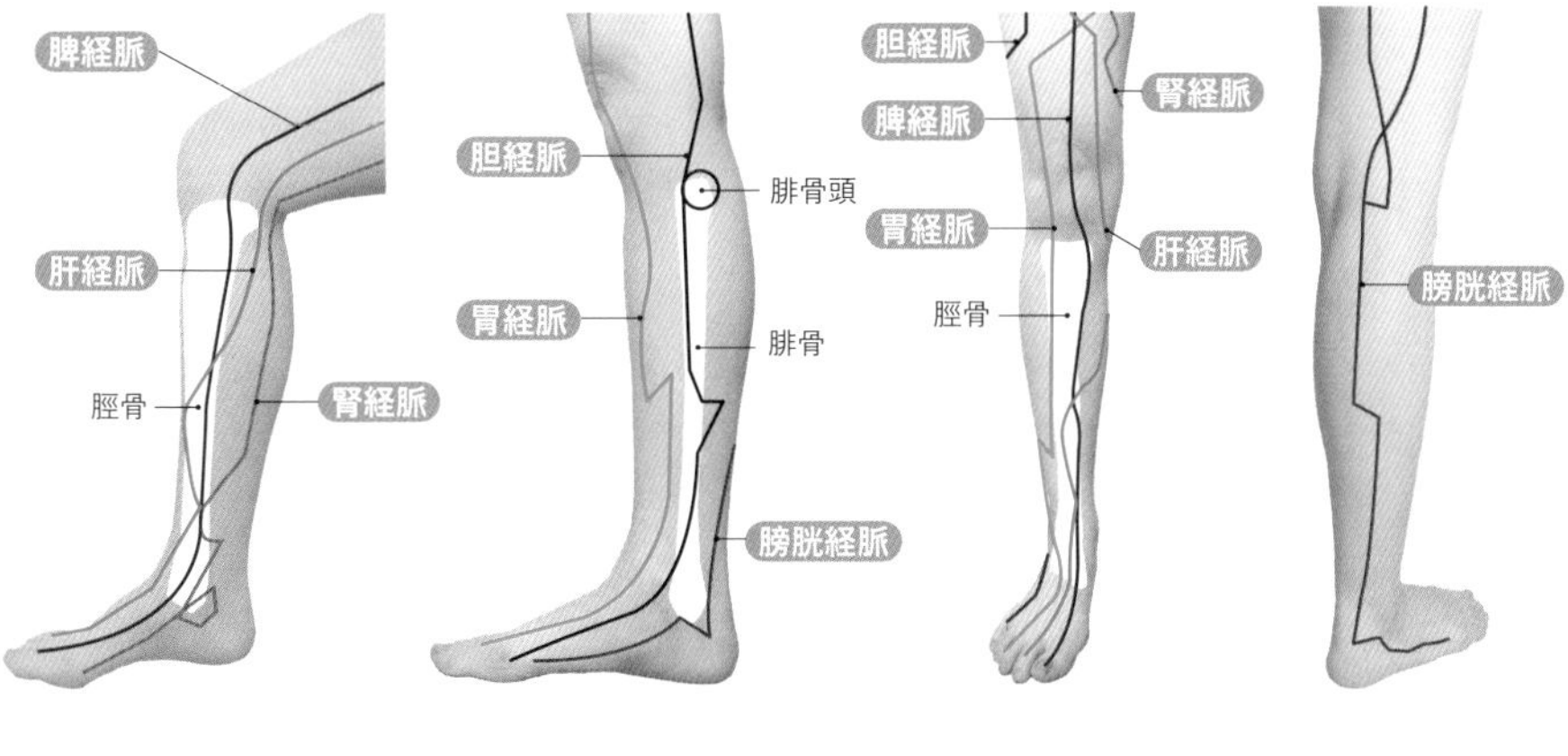

内側　外側　前面　後面

3

症状別 心身の不調&美容に効く足ツボ

不調を感じたら、マッサージといっしょに足ツボ押し。エクササイズや精油も加えると、さらなる効果が期待できます！

1　足の不調に効くツボ

不調があらわれているのが足の場合、リンパの巡りが悪いことが原因であると考えられます。まずは鼠径部《そけいぶ》への働きかけを中心に、リンパの巡りを活性化させましょう。

むくみ

1日の終わりなどに足がパンパンになってしまうむくみは、その日のうちにツボ押しでケアしておきましょう。

ツボと相性のいい精油
ジュニパー（P74）

ツボ11　水泉《すいせん》

水分代謝を促し、むくみをとります。

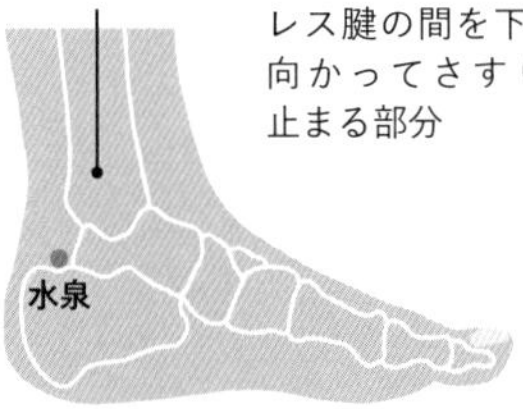

内くるぶしとアキレス腱の間を下に向かってさすり、止まる部分

［内側］

プラスで効果アップ！
鼠径部たたき（P60）
＋
経脈のラインたたき（P62→経脈は6本ともたたく）で水分代謝を促進

経脈のラインたたき

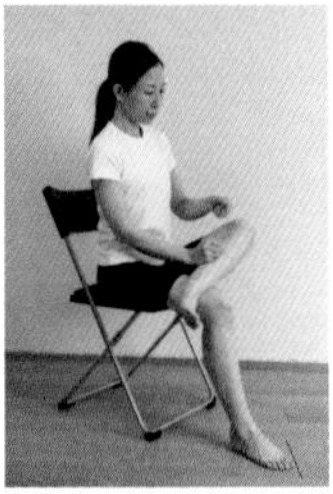

＋

鼠径部たたき

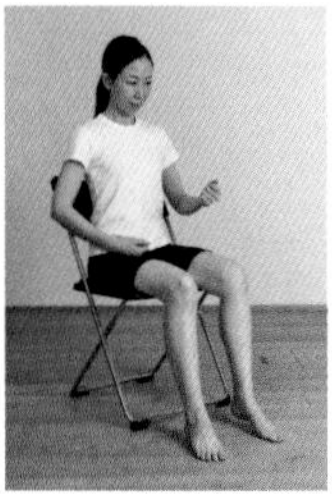

足の疲れにも効く！

「ツボ①」などとして表示されている番号は、P58/59の「足ツボmap」内の番号と対応しています。

ひざの痛み

ひざの曲げ伸ばしに違和感や痛みがあるときに。痛みの種類や原因にもよりますが、ひざ周囲のツボ押しで足の血流の巡りをよくして様子を見ましょう。

ツボと相性のいい精油

カンファー（P77）
ジュニパー（P74）
ローズマリー（P75）

ツボ 12 血海《けっかい》

血行不良を解消し、痛みをやわらげます。

ひざのお皿の内側から指3本分上

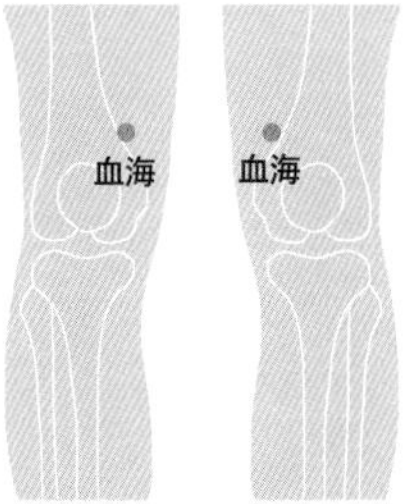

［ひざ前面］

ツボ 13 梁丘《りょうきゅう》

血海と同様、血行不良を解消し、痛みをやわらげます。

ひざのお皿の外側から指3本分上

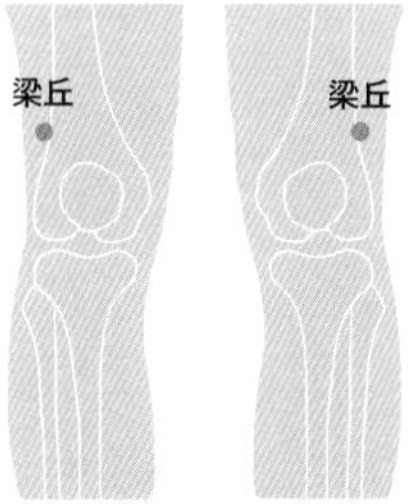

［ひざ前面］

血海と梁丘はいっしょに押すことで、より効果がアップします。
経脈上のポイントたたき（P63）も参照。

ツボ 14 陰陵泉《いんりょうせん》

水の巡りと血流を促進し、ひざの痛みに対応します。

脛骨《けいこつ》のきわを下からさすり止まる部分

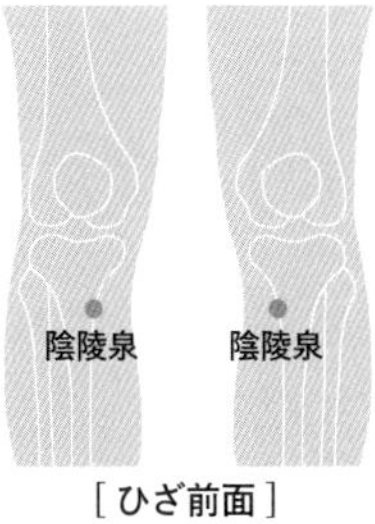

［ひざ前面］

ツボ 15 陽陵泉《ようりょうせん》

筋肉の緊張のバランスをととのえ、ひざの痛みに対応します。

足の外側の出っぱった骨の前下

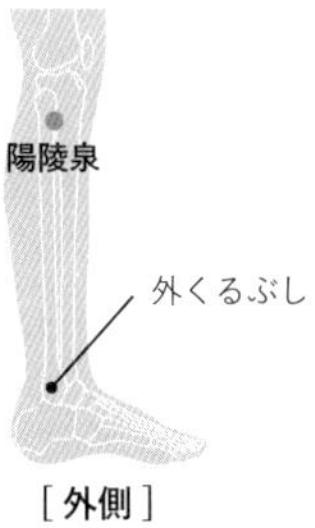

［外側］

ひとつの症状にツボがいくつも掲載されているものは、全部のツボを押すことで体が全体的に活性化するので、より症状の緩和・解消に役立ちます。
ツボを押すときは、深い呼吸を意識して。
1回につき、ゆっくりと息を3回吐き出す長さでツボを押しましょう。

2　全身の不調に効くツボ

足には、体全体の不調に効くツボが多く集まっています。各部位に対応するツボをセレクトして、気になる症状にピンポイントで働きかけます。

偏頭痛

頭の片側のみが痛むことが多い偏頭痛は、脳内の血管が拡張し、頭がズキズキとする痛みが特徴です。

ツボ 1　太衝《たいしょう》

自律神経のバランスをととのえ、偏頭痛に対応します。

足の親指と人さし指の骨が合わさる部分

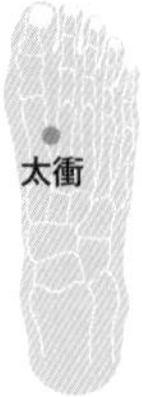

［足甲面］

プラス効果でアップ！

鼠径部たたき（P60）
＋
経脈のラインたたき
（P62☞経脈は 6 本ともたたく）
＋
太もも外側たたき（P63）
で全身の精気の巡りを促進

ツボ 3　足臨泣《あしりんきゅう》

側面の精気の巡りを高め、偏頭痛に対応します。

足の小指と薬指の骨が合わさる部分

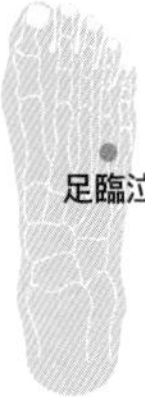

［足甲面］

ツボと相性のいい精油

カンファー（P77）
フランキンセンス（P76）

頭重感

不眠や疲れが原因であることが多い頭重感は、頭全体が重く、すっきりしない鈍い痛みが特徴です。

ツボ 2　衝陽《しょうよう》

全身の精気の巡りを高め、頭重感に対応します。

足の人さし指と中指の骨が合わさる部分

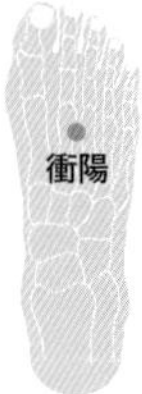

［足甲面］

ツボ 12　血海《けっかい》

血流を促進することで、頭重感に対応します。

ひざのお皿の内側から指 3 本分上

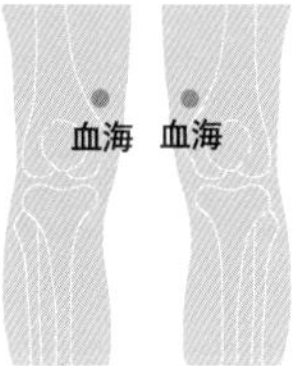

［ひざ前面］

ツボ 1　太衝《たいしょう》

☞ツボの位置は「偏頭痛」参照

腰痛・肩こり・首こり

日常生活の中で生じる一時的な腰痛（運動後の腰痛など）や慢性的な腰の痛み、同じ姿勢を続けることで生じる肩や首のこりには、全身の精気の巡りをよくするツボで対応します。

ツボ 9 ＋ ツボ 8　崑崙《こんろん》＋太谿《たいけい》

崑崙で後面の精気の巡りを高め、腰痛・肩こり・首こりに対応します。太谿で崑崙の働きをサポートします。

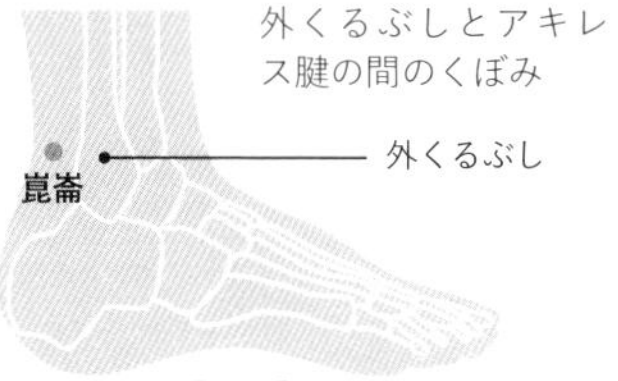

［外側］

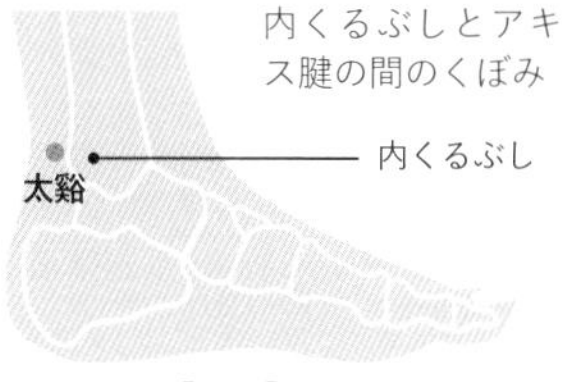
内くるぶしとアキレス腱の間のくぼみ
太谿
内くるぶし

［内側］

ツボ 1　太衝《たいしょう》

血流を促進することで、腰痛・肩こり・首こりに対応します。☞ツボの位置は「偏頭痛」参照

ツボと相性のいい精油

カンファー（P77）
シナモンリーフ（P77）
ローズマリー（P75）

プラス効果でアップ！

壁押しストレッチ（P61）でふくらはぎの後ろを伸ばす

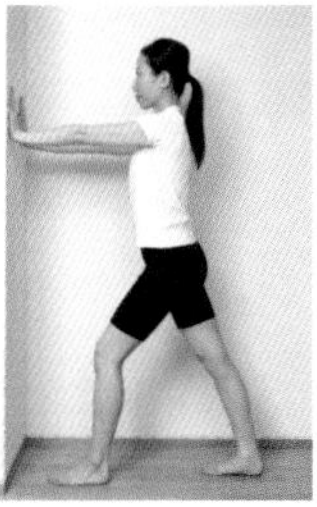

ツボ 2　衝陽《しょうよう》

前面の精気の巡りを高め、背部とのバランスをととのえて、腰痛・肩こり・首こりに対応します。
☞ツボの位置は「頭重感」参照

ツボ 3　足臨泣《あしりんきゅう》

側面の精気の巡りを高め、腰痛・肩こり・首こりに対応します。
☞ツボの位置は「偏頭痛」参照

眼精疲労

PCやスマホを長時間使用することが日常化している現代では、目の疲れを訴える人が急増中。日々のケアで目を大切にしましょう。

ツボ 1 太衝《たいしょう》

目の疲労は肝と関連しています。肝の働きをととのえて、眼精疲労に対応します。

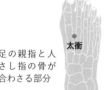

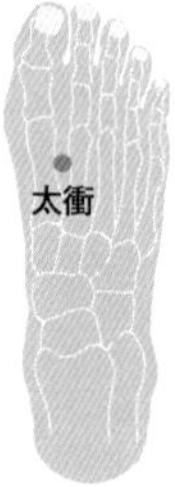

足の親指と人さし指の骨が合わさる部分

［足甲面］

プラス効果でアップ！

経脈のラインたたき（P62）
目と関連する肝経脈を刺激する

ツボ 4 行間《こうかん》

肝の働きをととのえて、眼精疲労に対応します。

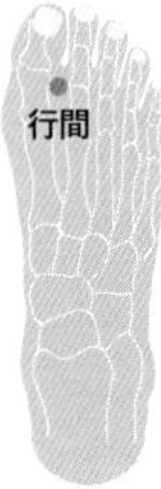

足の親指と人さし指の股の部分（親指寄り）

［足甲面］

ツボと相性のいい精油

フランキンセンス（P76）
ローズマリー（P75）

便秘

消化器系

腸の働きが鈍って便通が悪くなる便秘。ほうっておくと肌あれや肥満の原因にもなるので早めのケアが肝心です。

ツボ 2 衝陽《しょうよう》

消化器系の働きを高め、便秘に対応します。

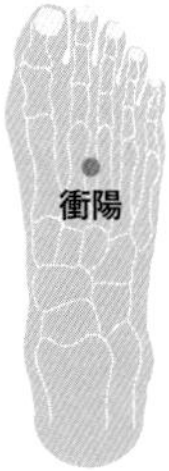

足の人差し指と中指の骨が合わさる部分

［足甲面］

ツボ 10 三陰交《さんいんこう》

便秘の原因のひとつにもなっている冷えをとるツボです。

内くるぶし

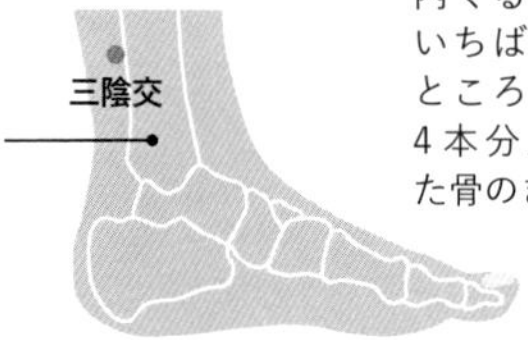

内くるぶしのいちばん高いところから指4本分上がった骨のきわ

［内側］

ツボ 1 太衝《たいしょう》

自律神経をととのえて、便秘に対応します。☞ツボの位置は「眼精疲労」参照

下痢

消化器系

食当たりやストレスなどで腸が異常収縮して、消化した内容物の水分を十分に吸収できなくなる下痢。腸の調子をととのえるツボを刺激しましょう。

ツボ 6 裏内庭《うらないてい》

胃腸など消化器系をととのえるツボです。

足裏の人さし指のつけ根部分

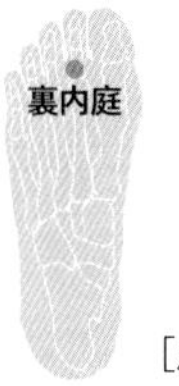

［足裏面］

ツボ 13 梁丘《りょうきゅう》

胃に関するあらゆる不調に働きかけるツボです。

ひざのお皿の外側から指3本分上

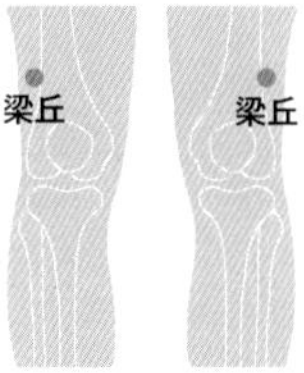

［ひざ前面］

吐きけ

消化器系

暴飲暴食やストレス、体のゆがみからくるものなど、吐きけや嘔吐《おうと》の原因もいろいろ。ツボ押しで様子をうかがいながら原因を見きわめましょう。

ツボ 1 太衝《たいしょう》

自律神経をととのえて、吐きけに対応します。☞ツボの位置は「眼精疲労」参照

胃痛

消化器系

食べすぎ、飲みすぎによる胃の痛み、ストレスからの胃痛など原因もさまざま。潰瘍などの大事に至る前にケアしておきましょう。

ツボ 2 衝陽《しょうよう》

消化吸収の働きをととのえて、胃痛に対応します。

☞ツボの位置は「便秘」参照

消化器系の症状に共通で◎

ツボと相性のいい精油

ジンジャー（P77）

プラスで効果アップ！

経脈のラインたたき（P62）
消化器系を活性化する脾経脈を刺激する

アレルギー

原因や症状もさまざまなアレルギーには、血液の浄化を促進しながら、ツボで自律神経のバランスをとることが大切です。ツボ刺激に加えて、血液の浄化を促進させる肝経脈のラインたたき（P62）もおすすめです。

ツボ 1 太衝《たいしょう》

血液を浄化する力をアップさせるために、肝の機能をととのえます。

足の親指と人さし指の骨が合わさる部分

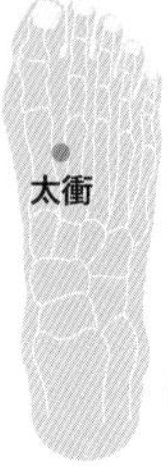

［足甲面］

ツボ 10 三陰交《さんいんこう》

アレルギーの原因である自律神経の乱れに対応します。

内くるぶしのいちばん高いところから指4本分上がった骨のきわ

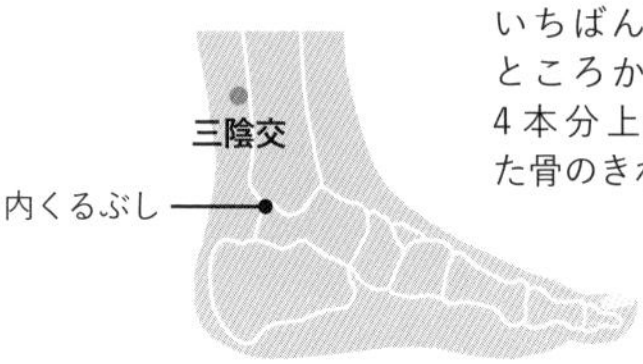

［内側］

ツボ 9 ＋ ツボ 8 崑崙《こんろん》＋太谿《たいけい》

全身の精気の巡りを高め、自律神経のバランスをととのえます。

外くるぶしとアキレス腱の間のくぼみ

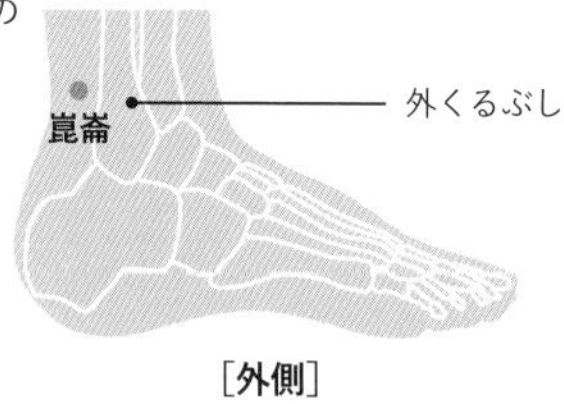

［外側］

内くるぶしとアキレス腱の間のくぼみ

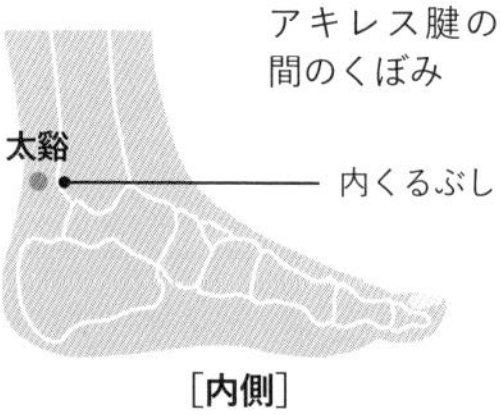

［内側］

ツボと相性のいい精油

サンダルウッド（P74）
フランキンセンス（P76）
（1:1 の割合で）

プラスで効果アップ！

経脈のラインたたき（P62）
自律神経と関連する肝経脈を刺激する

生理痛

婦人科系

血の巡りが悪いことが原因で起きる生理痛には、血の巡りをととのえるツボで対応します。

ツボ 10 三陰交《さんいんこう》

ホルモンバランスをととのえ、痛みをやわらげます。☞ツボの位置は「アレルギー」参照

ツボと相性のいい精油

フランキンセンス（P76）

ツボ 12 血海《けっかい》

血の巡りをよくするツボです。

ひざのお皿の内側から指3本分上

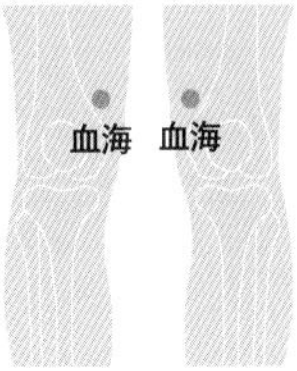

[ひざ前面]

生理不順・更年期障害

婦人科系

生理不順、更年期障害はホルモンバランスの乱れが原因。規則正しい生活、ストレスをためないことも大切。

ツボ 1 太衝《たいしょう》

気血の流れを調整してくれるツボです。また、リラックスを導き、自律神経をととのえます。☞ツボの位置は「アレルギー」参照

ツボと相性のいい精油

サンダルウッド（P74）
フランキンセンス（P76）
（1:1 の割合で）

ツボ 10 三陰交《さんいんこう》

ホルモンバランスをととのえながら、生理不順の原因のひとつでもある冷えや更年期障害の原因でもある自律神経の乱れにも対応します。☞ツボの位置は「アレルギー」参照

ダイエット・アンチエイジング

減量や抗老化をめざしたい場合、ツボ押しより、エクササイズで全身の精気の巡りをよくしたり、新陳代謝をアップさせたりする方が向いています。

経脈のラインたたき
（P62☞経脈は 6 本ともたたく）
＋
鼠径部たたき（P60）

で活力あふれる体に！

3　心の不調に効くツボ

東洋医学では、体の状態が心の状態を左右するとも説かれています。体の精気の巡りをよくすることで、安定した心でありたいものです。

イライラ・ストレス

日常生活の中で感情のコントロールがきかなくなる場面に出合ったら、イライラ・ストレスに効くツボで、気持ちをすっきりリセットしましょう。

ツボ 1　太衝《たいしょう》

肝の働きが落ちるとイライラしやすくなってしまうので、肝機能を高めるツボを用います。

足の親指と人さし指の骨が合わさる部分

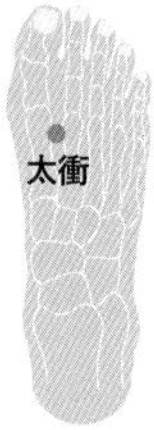

［足甲面］

ツボ 3　足臨泣《あしりんきゅう》

押したときに痛い足臨泣で、ストレスを吹き飛ばしましょう。

足の小指と薬指の骨が合わさる部分

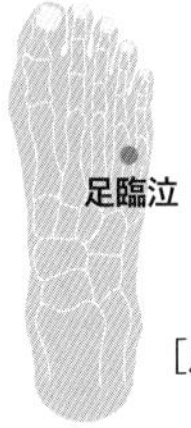

［足甲面］

ツボと相性のいい精油

サンダルウッド（P74）
フランキンセンス（P76）
（1:1 の割合で）

不眠

眠りたいのに眠れない、眠っても熟睡できずにすぐ目が覚めてしまうなどの不眠には、自律神経をととのえるツボで対応します。

ツボ 4　行間《こうかん》

神経の興奮を鎮めるツボでリラックスを導きます。

足の親指と人さし指の股の部分（親指寄り）

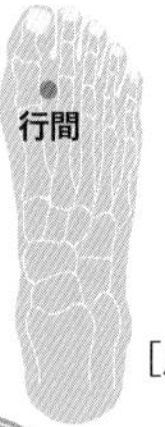

［足甲面］

ツボ 7　失眠《しつみん》（奇穴《きけつ》）

「眠りを失ったときに効果的な経穴」という名前がついている失眠は、不眠に効果的なツボです。

足裏のかかとの真ん中部分

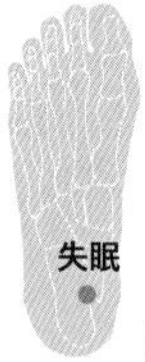

［足裏面］

ツボ 9 ＋ ツボ 8　崑崙《こんろん》＋太谿《たいけい》

崑崙と太谿をいっしょに押すことで、精気の巡りをよくし、不眠に対応します。☞ツボの位置は p70 「アレルギー」参照

4　美容に効くツボ

全身にいきいきと活力があふれているということが、肌の美しさや若さの底上げにつながります。

肌あれ

寝不足や疲れ、ストレス、ホルモンバランスの乱れも肌あれの原因です。美しい素肌づくりは、ツボ押しで血行をよくすることからはじめましょう。

ツボ 10　三陰交《さんいんこう》

ホルモンバランスをととのえて、肌あれに対応します。

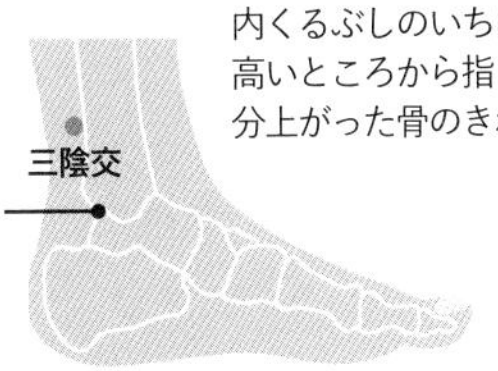

内くるぶしのいちばん高いところから指４本分上がった骨のきわ
三陰交
内くるぶし
[内側]

ツボ 12　血　海《けっかい》

血液を浄化するツボを押して、美肌作りの基礎をととのえます。

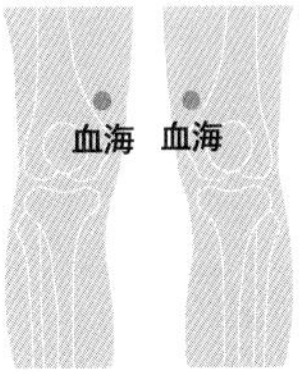

ツボ 1　太　衝《たいしょう》

血流を促進することで、肌あれに対応します。
☞ツボの位置は「イライラ・ストレス」参照

ツボと相性のいい精油
サンダルウッド（P74）
フランキンセンス（P76）
（1:1 の割合で）

冷え

万病のもといわれる冷えは、血行を悪くし、美容にも大敵。つらい手足の冷えを感じたときには、こまめにツボを押して体質改善をしましょう。

ツボ 10　三陰交《さんいんこう》

冷えのツボを刺激することで、冷え体質を改善します。
☞ツボの位置は「肌あれ」参照

ツボ 11　水　泉《すいせん》

腎の機能を調節するツボで冷えに働きかけます。

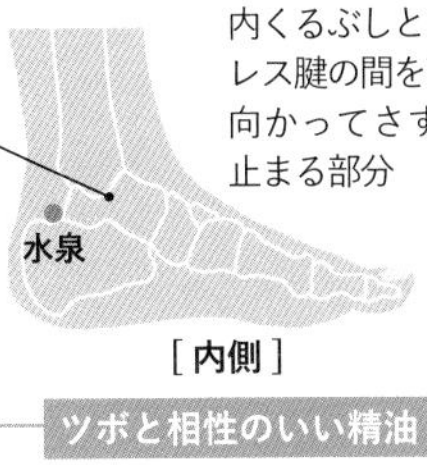

ツボ 1　太　衝《たいしょう》

血流をよくするツボで体をあたためます。
☞ツボの位置は「イライラ・ストレス」参照

ツボと相性のいい精油
ジュニパー（P74）
ローズマリー（P75）

Benefits of Essential oils
よく使われる精油の効能

精油それぞれの特徴を知り、症状別にうまく使い分ければ、
より高い効果を期待できます。

サンダルウッド

特徴 / 甘く、エキゾチックな香り

学名 /Santalum album

科名 / ビャクダン科

Body/ 血液やリンパの循環を促す。呼吸系や泌尿器系にも。

Mind/ 心を鎮めて、怒りやショック状態を癒し、冷静さをとり戻す。

Beauty/ 肌をやわらかくする働きがあり、老化肌や乾燥肌のケアに用いられる。炎症緩和。

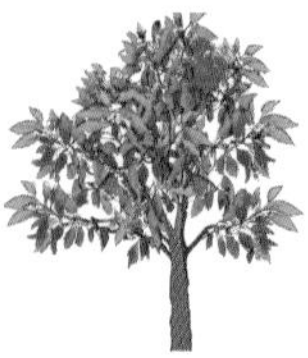

ジュニパー

特徴 / ウッディーでさわやかな香り

学名 /Juniperus communis

科名 / ヒノキ科

Body/ 利尿作用、むくみの解消、デトックス作用。冷えや筋肉痛にも。

Mind/ 疲れた心をリフレッシュ、前向きな気持ちに。

Beauty/ デオドラント効果や収れん作用、ニキビ対策に。セルライトケアにも。

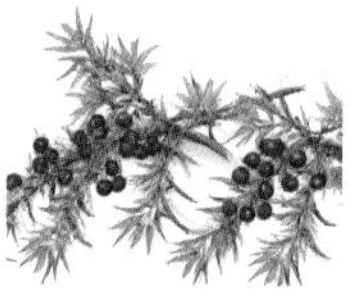

サイプレス

特徴 / さわやかで新鮮な木の香り

学名 /Cupressus sempervirens

科名 / ヒノキ科

Body/ リンパの流れを促し、むくみを解消、制汗作用。

Mind/ 気持ちを落ちつかせ、すっきりさせる。集中力を高める。

Beauty/ 皮膚のたるみを引き締める、収れん作用、皮脂分泌を抑える。

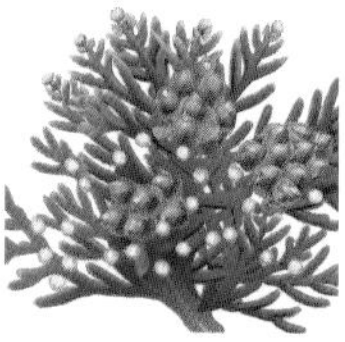

精油を使う時の注意事項

- 原液は肌に直接つけない。植物油などで必ず希釈してから使う。
- 妊娠中の使用は医師や専門家に相談する。
- 乳幼児には使わない。
- 子供の手の届かないところに保管する(ペットにも注意)。
- 飲んだり目に入れたりしない。
- 高齢者や既往症のある方、アレルギーのある方は、医師に相談する。
- 火気に注意する。
- 開封後はしっかりふたを閉めて、冷暗所に保存し、1年以内に使いきる。

グレープフルーツ

特徴 / リフレッシュできる香り

学名 /Citrus paradisi

科名 / ミカン科

Body/ むくみの解消、血行促進、肝臓・胆嚢の強化、疲労回復、筋肉痛に。

Mind/ 落ち込んだ気持ち、無気力を払いのけて前向きな気持ちに。

Beauty/ 肌のハリに、セルライト解消に。

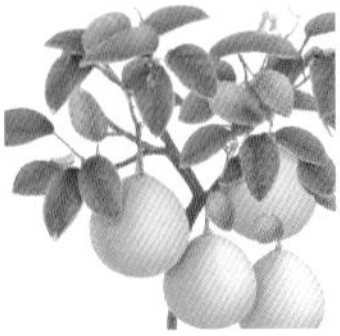

ローズマリー

特徴 / スーッとする強い香り

学名 /Rosmarinus officinalis

科名 / シソ科

Body/ 筋肉のこわばりの改善に。肩こり、筋肉痛、関節炎の症状を緩和。月経不順や消化不良にも。

Mind/ 頭をすっきりとさせる。香りが集中力を高めて、記憶力を増進させる。眠気覚ましにも。

Beauty/ 肌の老化やニキビに。頭皮の健康を保つ働きもあり。

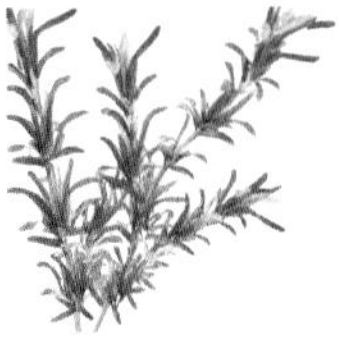

スイートオレンジ

特徴 / 甘く、フレッシュな柑橘系の香り

学名 /Citrus sinensis

科名 / ミカン科

Body/ 血行を促進するので、むくみや冷えの解消に。

Mind/ 不安や孤独感から解放される。リラックス & リフレッシュ。

Beauty/ 乾燥肌、うっ滞の改善。

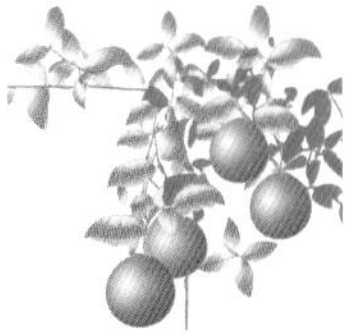

ティートリー

特徴 / すっきりしたクールな香り

学名 /Melaleuca alternifolia

科名 / フトモモ科

Body/ パワフルな抗菌作用で水虫のケアに。免疫力をアップし、感染症を予防する。

Mind/ リフレッシュに。

Beauty/ ニキビ肌や頭皮の健康に。

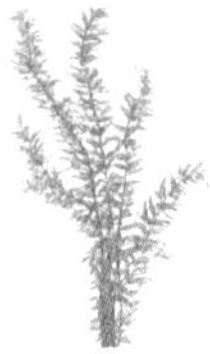

ゼラニウム

特徴 / フローラルで優雅な香り

学名 /Pelargonium graveolens

科名 / フウロソウ科

Body/ ホルモンバランスをととのえ、くすみを改善。生理痛や PMS の改善、更年期障害に。

Mind/ 生理前後のイライラや落ち込み、不安定な気持ちを緩和。

Beauty/ 皮脂分泌のバランスをととのえる。

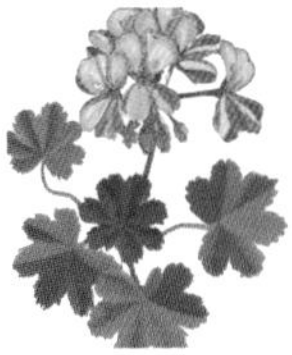

スイートマジョラム

特徴 / 気持ちをあたたかくする香り

学名 /Origanum majorana

科名 / シソ科

Body/ 筋肉痛、腰痛、生理痛など痛みがある時。血行促進作用も。

Mind/ ストレスによる不安や悲しみ、孤独感をなぐさめる。

Beauty/ くすみ改善。

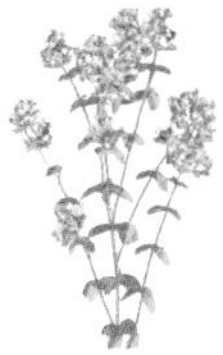

フランキンセンス

特徴 / ウッディーでやや果実風の香り

学名 /Boswellia carterii

科名 / カンラン科

Body/ 血行を促進し冷えを改善する。呼吸器系のトラブルにも。免疫力強化。

Mind/ ストレスを感じる心をおだやかにする。瞑想時にも使われる。抑うつ症状に。

Beauty/ 皮膚細胞の再生を促し、活力を与える。肌のアンチエイジングやしわ予防に。

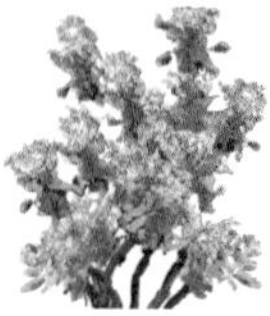

ラベンダー

特徴 / さわやかな花の香り

学名 /Lavandula angustifolia

科名 / シソ科

Body/ 鎮静、鎮痙、鎮痛、抗菌作用があるので、痛みの緩和に効果を発揮。

Mind/ ストレスからくる緊張をほぐし、怒りをやわらげる。不眠にも効果的。

Beauty/ やけどの皮膚炎に。皮脂バランスをととのえる。肌の新陳代謝促進。

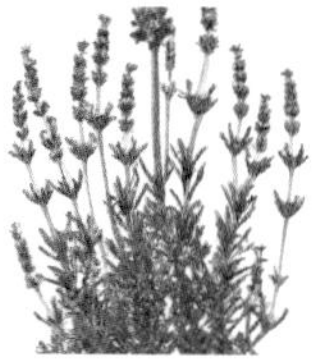

ペパーミント

特徴 / すっきりしたメントールの香り

学名 /Mentha piperita

科名 / シソ科

Body/ 血行促進、筋肉疲労の緩和に。

Mind/ 気持ちをリフレッシュさせ、集中力を高める。精神的な疲れをやわらげる。

Beauty/ 温冷作用がかゆみや炎症を抑える。

注意 / まれに皮膚刺激がある。

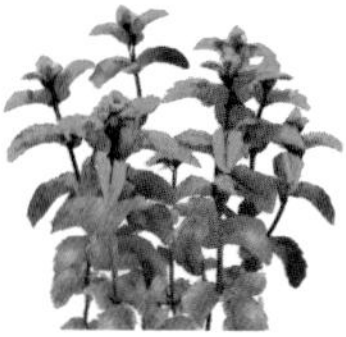

ローズ

特徴 / エレガントで甘い香り

学名 /Rosa gallica, Rosa damoscena

科名 / バラ科

Body/ ホルモンバランスをととのえる。月経痛や PMS の緩和、更年期障害に。

Mind/ 恐れや不安をやわらげる。落ち込んだときに、気持ちをアップさせる。

Beauty/ 肌の老化を防ぐ働きがあり、しわやたるみ防止に。

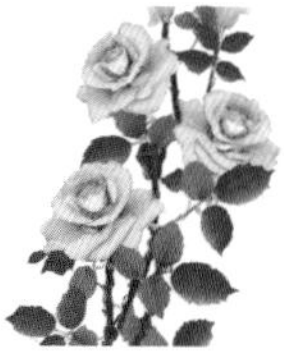

ユーカリ

特徴 / シャープでクールな香り

学名 /Eucalypus globulus

科名 / フトモモ科

Body/ 筋肉疲労を改善し、優れた抗菌作用がある。のどの痛み、花粉症やかぜなどに。

Mind/ アレルギーからくるイライラ、不快感の解消に。リフレッシュ。

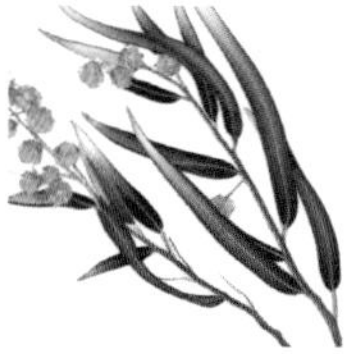

Essential Oils for foot pressure

ツボ押しに使う精油について

これら「ツボ」マークのある精油は
刺激が強めなので、
植物油で希釈し、ツボ押しのとき、
少量をピンポイントで使います。

ツボ

カンファー

特徴 / シャープで強い香り

学名 /Cinnamomun camphora

科名 / クスノキ科

Body/ 感染症全般に。筋肉のこりやリウマチ痛に。

Mind/ 抑うつ症状をやわらげて強い心に。頭をすっきりさせ、認識力を高める。

Beauty/ 脂性肌に

注意 / 刺激が強いので、低濃度で使用する。

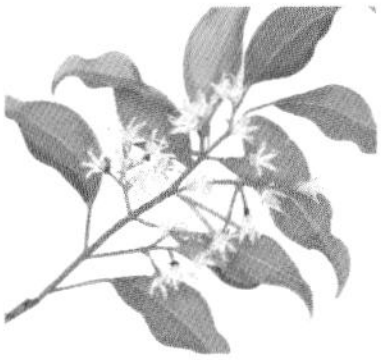

ツボ

ハッカ

特徴 / 清涼感のあるメントールの香り

学名 /Mentha arvensis

科名 / シソ科

Body/ 鎮静効果があるので、頭痛や月経痛に。末梢血管を拡張させて、血流をよくする。

Mind/ 神経を鎮めて、イライラを解消。

Beauty/ 浄化作用があるので、かゆみや炎症を抑える。ニキビ肌や脂性の肌に。

注意 / 刺激が強いので、低濃度で使用する。

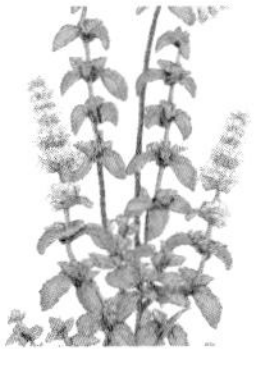

ツボ

ジンジャー

特徴 / ほんのり甘いスパイシーな香り

学名 /Zingiber officinale

科名 / ショウガ科

Body/ 消化液の分泌を促し、消化器官をととのえる。体をあたため、冷えも解消する。

Mind/ 元気のないときに活力を与える。やる気を起こさせる。

Beauty/ 寒い時期のしもやけなどの肌トラブルを解消。

注意 / 刺激が強いので、低濃度で使用する。

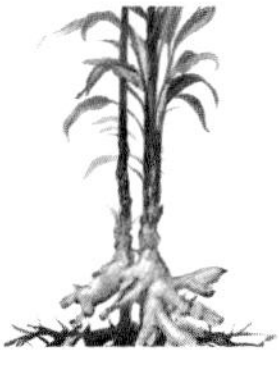

ツボ

シナモンリーフ

特徴 / スパイシーで刺激的な香り

学名 /Cinnamomum verum

科名 / クスノキ科

Body/ 消毒作用があるのでかぜ、感染症の予防に。消化不良など消化器系の不調に。

Mind/ 無気力や落ち込みからの気力アップに。

Beauty/ 引き締め効果。

注意 / 刺激が強いので、低濃度で使用する。

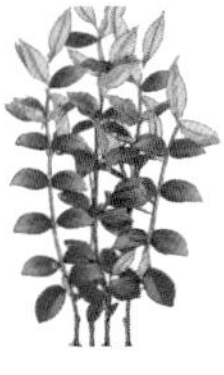

ソフィアフィトセラピーカレッジのご紹介

フィトセラピーの第一人者による講義と豊富な実習で、フィトセラピー（植物療法）とハンドケア・足ケアなど総合的に学ぶことができる学校です。

規定の講座を受講することで、一般社団法人日本フィトセラピー協会が認定するフィトセラピスト（植物療法士）、一般社団法人日本フィトセラピー協会ならびに一般社団法人日本ハンドケア協会が認定するハンドケアセラピスト、足ケアセラピストの資格を取得できます。初心者向けの入門講座から講師養成のインストラクター講座、フォローアップ講座など実践を重視したさまざまな講座を実施しています。

ソフィアフィトセラピーカレッジ
東京都世田谷区奥沢 5-41-12　ソフィアビル
Tel:03-3722-0004
Fax:03-3722-2009
Email:info@sophia-college.jp
http://www.sophia-college.jp

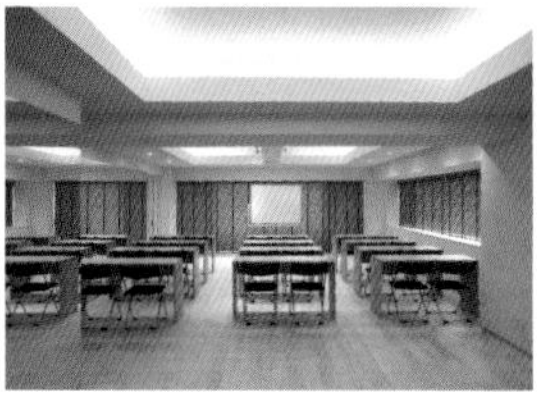

足ケアセラピスト認定講座

足ケアのノウハウを、講義と実技指導により楽しみながら学べるコースです。1日で足ケアセラピストの認定資格が取得できるので、その日からすぐに足ケアを実践できます。また、ハンドケアセラピスト認定講座もあり、足ケアに加え、手のケア・マッサージも学べます。

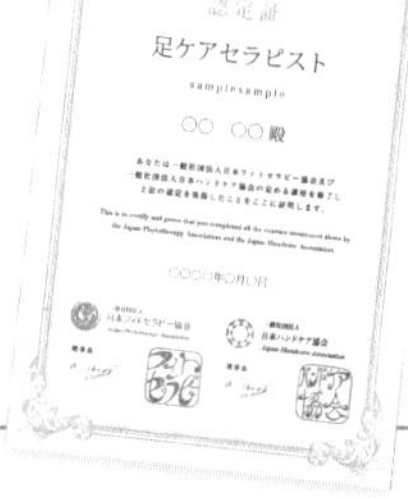

PROFILE

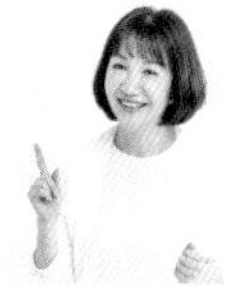

池田明子

植物療法士（フィトセラピスト）／ソフィアフィトセラピーカレッジ校長／西九州大学客員教授／一般社団法人日本フィトセラピー協会代表理事／一般社団法人日本ハンドケア協会代表理事／植生工学士

臨床検査技師として病院勤務の経験から伝統医学に興味を持ち、その後ハーブやアロマなどフィトセラピー（植物療法）を学ぶ。2006 年東京・自由が丘にて「植物療法士／フィトセラピスト」と「ハンドケアセラピスト」の養成校を設立。全国各地でフィトセラピーやハンドケアの講座を主催。近年は大学や専門学校などとコラボして、認知症予防や介護分野での有効活用の普及をしている。著書に『ズボラ大人女子の週末セルフケア大全』（大和書房）『アロマセラピー使いこなし事典』（世界文化社）など多数。夫は俳優の梅沢富美男。２女の母。

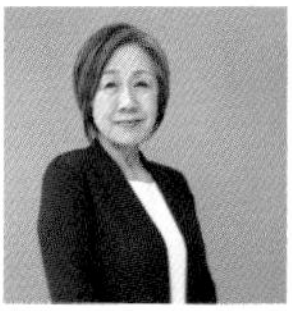

佐佐木景子

一般社団法人日本フィトセラピー協会理事／一般社団法人日本ハンドケア協会副理事長／ソフィアフィトセラピーカレッジ主任講師／西九州大学客員教授／人間総合科学大学非常勤講師／心身健康アドバイザー／産業カウンセラー

多くのアロマセラピースクール、専門学校等において指導にあたり、アロマセラピーの正しい理解と普及に努めると共に医療機関での 17 年間の経験を基にホリスティックメディカルケアの提案、スパやサロンのプロデュース業務を行う。

介護施設でのボランティアにも力をそそいでいる。

橋本和也

和奏漢方堂院長／薬剤師・鍼灸師・あん摩マッサージ指圧師／公益社団法人日本アロマ環境協会認定アロマテラピーインストラクター

東京理科大学薬学部漢方研究室卒業。漢方薬・鍼灸などの東洋医学を軸に、伝統医学から近代医学まで分野にこだわらず、多岐にわたる療法の中から臨床において実践・効果的な療法を独自に研究。和奏漢方堂にて漢方相談・ツボ療法の施術を行うかたわら、「自然治癒力を高めるためのセルフケア」普及のため、ソフィアフィトセラピーカレッジや日本アロマ環境協会などで講師をつとめる。2005 年アロマテラピーインストラクターとなってからは、東洋医学的解釈という新しいアプローチで、アロマテラピーに秘められた可能性を探求している。

PRESENT

読者限定プレゼント動画

「ソフィアフィトセラピーカレッジ」オリジナルの足ケア動画で、実際の手順や動きの確認をすることができます。下記 QR コードから、アクセスしてご視聴ください。

自分のための足ケア
（オイルあり）

人のための足ケア
（オイルなし・あり）

【ご注意】本書をご購入いただいた方のための特典動画となりますので、複製、改変、上映、放送、インターネット等による送信、URL のやりとりなどは動画製作者および権利者に多大な損害を与えるため、ご遠慮ください。

足ケア＆マッサージ

2023 年 6 月 21 日　初版 第 1 版　発行

著者　池田 明子、佐佐木 景子
施術指導　池田 奈津子
編集協力　友田 優子
カメラマン　平瀬 夏彦
モデル　本多 香緒里、早坂 さとみ
デザイン　PINE 小松 利光
イラスト　いなのべ いくこ
発行者　安田 喜根
発行所　株式会社 評言社
東京都千代田区神田小川町 2-3-13 M ＆ C ビル3F（〒101-0052）
TEL 03-5280-2550（代表）FAX 03-5280-2560
https://hyogensha.co.jp/
印刷　中央精版印刷株式会社

ISBN978-4-8282-0736-0 C0077
定価はカバーに表示してあります。
落丁本・乱丁本の場合はお取り替えいたします。